PERFECT MASTER

歯科国試
パーフェクトマスター

口腔生化学

宇田川信之　著

第2版

医歯薬出版株式会社

執筆者

松本歯科大学生化学講座

宇田川信之

本書中のマークの見方

Check Point	：各章の最も大切な項目
よくでる	：歯科医師国家試験に頻出の内容
CHECK!	：必ず押さえておきたい重要ポイント
（点線囲み・角丸）	：大切なキーワード，キーポイント
（点線囲み・角）	：理解を助ける補足
コラム	：著者からのアドバイス

This book is originally published in Japanese
under the title of :

SHIKAKOKUSHI PĀFEKUTOMASUTĀ KŌKŪSEIKAGAKU
(Oral Biochemistry for National Board of Dental Examination)

UDAGAWA, Nobuyuki
Professor, Department of Biochemistry
Matsumoto Dental University

ISHIYAKU PUBLISHERS, INC.
7-10, Honkomagome 1 chome, Bunkyo-ku,
Tokyo 113-8612, Japan

はじめに

近年の分子生物学および細胞生物学の進歩はさまざまな科学研究の中でも大変著しいものがあります．これらの学問を基盤とした「口腔生化学」はすばらしい発展を遂げてきました．

わが国において戦後1947年に制定された「歯科教授要綱」が1967年に「歯学教授要綱」として改定された際に口腔生化学が新たに加えられました．この比較的新しい学問を理解するためには，一般生化学の知識を身につけることが必須であることはいうまでもありません．そして「歯科医師国家試験」においても口腔生化学の最新の知識を修得することが求められています．本書においては，生化学領域の広大かつ難解な学習内容のエッセンスを免疫学や分子生物学を含めて多くの図表を用いてできるだけわかりやすくまとめてみました．生理学・細菌学・病理学・再生医学をはじめとした基礎医学との関連性を理解するとともに，歯周疾患や齲蝕の発症メカニズム，そして歯周疾患と関連する各種全身疾患の病因について生化学的に理解してほしいと願っております．

私の「口腔生化学」との出会いは，今から41年前に原田　實先生（前松本歯科大学口腔生化学講座教授）に出会ったことに遡ります．その後，私が高橋直之先生（現松本歯科大学特任教授）の下で，骨の研究を一生の仕事とするとはその当時想像もできませんでした．

本書をまとめるにあたり，松本歯科大学総合歯科医学研究所・平岡行博特任教授に大変有意義なご示唆をいただきました．また本書は，私の恩師である須田立雄先生（昭和大学名誉教授）と早川太郎先生（愛知学院大学名誉教授）が1987年にまとめられた『口腔生化学』（医歯薬出版）（現在第6版）がベースとなっております．本書においては，愛知学院大学歯学部・金森孝雄名誉教授，日本大学歯学部・前野正夫教授および磯川桂太郎教授が作成された図を掲載させていただきました．深く感謝申し上げます．そして，毎日の私の講義における松本歯科大学の学生の皆さんからの貴重な指摘が本書のブラッシュアップに大きく貢献していることを記します．

2022年7月　　　　**宇田川信之**

歯科国試パーフェクトマスター

口腔生化学　第2版　目次

Chapter 1　エネルギー源としての糖質と脂質 …… 1
Chapter 2　タンパク質の機能 …… 8
Chapter 3　細胞の構造・機能・細胞死 …… 13
Chapter 4　細胞間情報伝達機構 …… 23
Chapter 5　遺伝情報の発現と伝達 …… 30
Chapter 6　遺伝性疾患と遺伝子操作 …… 41
Chapter 7　結合組織 …… 47
Chapter 8　骨・歯・歯周組織 …… 59
Chapter 9　血清カルシウム代謝 …… 66
Chapter 10　骨形成 …… 73
Chapter 11　骨と歯の石灰化 …… 80
Chapter 12　骨吸収・骨リモデリング …… 87
Chapter 13　唾　液 …… 92
Chapter 14　齲蝕と歯周病 …… 97
Chapter 15　免　疫 …… 102
Chapter 16　生化学検査 …… 114
Chapter 17　栄養素の消化・吸収と生活習慣病 …… 120
参考文献 …… 124
索引 …… 125

Chapter 1
エネルギー源としての糖質と脂質

Check Point

・三大栄養素（糖質，脂質，タンパク質）に分類される糖質と脂質の種類と機能について理解する．
・エネルギー（ATP）の生成プロセス（解糖系，TCA 回路，電子伝達系）を理解する．
・グルコースを生成する糖新生経路を理解する．
・ケトン体およびコレステロール合成経路について理解する．

Ⅰ．生命現象のエネルギー源である糖質

A 糖質の種類と特徴

1）単糖類

・炭素数が5つの五炭糖として，リボース（RNA の構成成分）とデオキシリボース（DNA の構成成分）に分類される．
・炭素数が6つの六炭糖として，グルコース（ブドウ糖），フルクトース（果糖），ガラクトースに分類される．

2）二糖類

グルコースとフルクトースから構成されるスクロース（ショ糖），2分子のα-グルコースから構成されるマルトース（麦芽糖），それぞれ1分子のβ-ガラクトースとグルコース（αまたはβ）から構成されるラクトース（乳糖）に分類される．

3）多糖類（多数の単糖がグリコシド結合した糖）

米や麦に含まれ，われわれの主要エネルギー源であるデンプン，肝臓や筋肉に貯蔵されるグリコーゲン，植物繊維や綿・麻の主成分であるセルロースに分類される．

2　糖質の分解と特徴　よくでる

分類		種類	特徴
単糖類	五炭糖	リボース $C_5H_{10}O_5$	RNA の構成成分.
		デオキシリボース $C_5H_{10}O_4$	DNA の構成成分.
	六炭糖 $C_6H_{12}O_6$	グルコース（ブドウ糖）	生体内のエネルギー源. 血糖値 100 mg/dL として存在.
		フルクトース（果糖）	糖の中で最も甘味が強い. 果実や蜂蜜に含まれる.
		ガラクトース	ラクトースの加水分解で得られる.
二糖類 $C_{12}H_{22}O_{11}$		スクロース（ショ糖）	αグルコースとβフルクトースが結合. スクラーゼにより加水分解.
		マルトース（麦芽糖）	αグルコース 2 分子が結合. 大麦由来の麦芽（ビールやパンの材料）や水飴に含まれる. マルターゼにより加水分解.
		ラクトース（乳糖）	βガラクトースとグルコース（αまたはβ）が結合. ミルク（乳汁）に含まれる. ラクターゼにより加水分解.
多糖類 $(C_6H_{10}O_5)_n$		デンプン	αグルコースが多数結合. 主食（米, 麦, ジャガイモ）に多く含まれる重要なエネルギー源. アミラーゼによりマルトースに加水分解.
		グリコーゲン	αグルコースが多数結合. 肝臓および筋肉に貯蔵される. 肝臓におけるグリコーゲンの合成と分解で, 血糖値を調節している.
		セルロース	βグルコースが多数結合. 植物繊維や綿・麻の主成分.

CHECK!　菌体外多糖　よくでる

スクロースを基質として細菌由来の酵素（グルコシルトランスフェラーゼおよびフルクトシルトランスフェラーゼ）により, 不溶性グルカンであるムタンと水溶性グルカンであるデキストラン（グルコースの重合体）と不溶性および水溶性グルカンであるフルクタン（フルクトースの重合体）が合成される（→ Chapter 14　p.98 参照）.

B 糖質の消化と吸収　よくでる

・デンプンは唾液と膵液に存在する消化酵素アミラーゼにより, マルトース（二糖類）に分解される.

・二糖類（スクロース, マルトース, ラクトース）はそれぞれ, 腸液に存在するスクラーゼ, マルターゼ, ラクターゼにより単糖に分解・消化され，小腸から吸収され，肝臓に運ばれる（→ Chapter 17　p.121 参照）.

C 糖質からの ATP 生成

食物から摂取するカロリーの約半分がデンプン

・デンプンは，単糖であるグルコースに分解・吸収された後，細胞の中で解糖系，TCA 回路（クエン酸回路，トリカルボン酸回路），電子伝達系を経て，エネルギーである ATP を合成する.

・解糖系は細胞質内で行われ，1 分子のグルコースを 2 分子のピルビン酸に分解する過程である.

・TCA 回路においては，ミトコンドリアのマトリックスに取り込まれたピルビン酸がアセチル CoA に変化し，オキサロ酢酸と結合することで，各種反応を受ける.

・電子伝達系は，解糖系と TCA 回路で生じた補酵素である NADH を材料にして，ミトコンドリア内膜に存在する各種酵素の作用により ATP を生成する.

・1 分子のグルコースから 3 つのプロセスにより合計 38 分子の ATP が生成される.

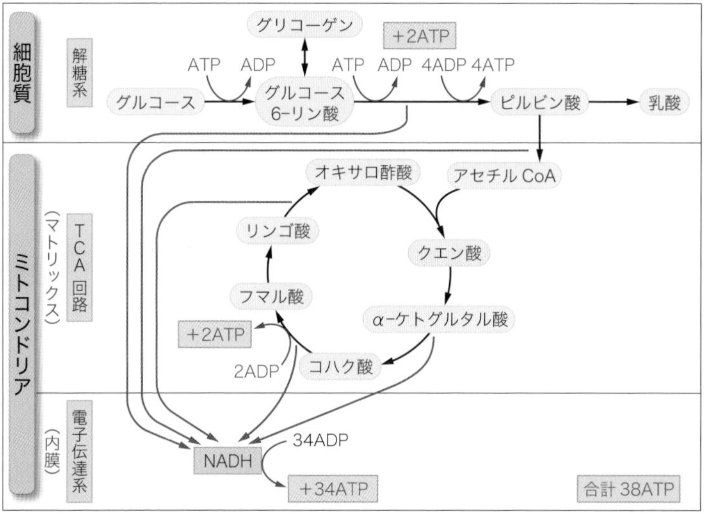

糖質からの ATP 生成のプロセス

D グルコースを生成する糖新生系

・解糖系の最終産物であるピルビン酸や乳酸，TCA 回路の中間代謝産物であるオキサロ酢酸を材料にしてグルコースを生成するという，エネルギー生成とは逆の過程である.

・タンパク質を構成するアミノ酸の中で，アラニン，セリン，アスパラギン酸，グルタミン酸など（糖原性アミノ酸）は，ピルビン酸やオキサロ酢酸に変化し，糖新生の基質として利用される.

・主に肝臓の細胞（ミトコンドリアおよび細胞質内）で行われ，血糖値の維持に関与する.

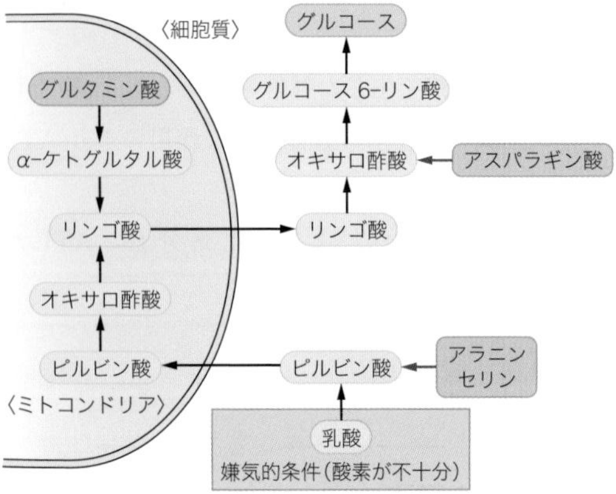

グルコース生成のプロセス（糖新生系）

II. 細胞膜や中性脂肪の構成成分である脂質

A 脂肪酸

・脂質とは，分子中に脂肪酸を有し，水には溶けないが有機溶媒（エーテルなど）に溶ける物質である.

・炭化水素鎖が完全に飽和している（二重結合が存在しない）飽和脂肪酸には，パルミチン酸やステアリン酸が分類される.

・炭化水素鎖の二重結合が存在する不飽和脂肪酸には，オレイン酸，アラキドン酸やエイコサテトラエン酸が分類される．二重結合部位で屈曲する構造から，生体膜に流動性と柔軟性を与える．

・不飽和脂肪酸の中で，体内で合成できないリノール酸，リノレン酸，アラキドン酸，ドコサヘキサエン酸（DHA），エイコサペンタエン酸（EPA）は必須脂肪酸であり，食物から摂取しなければならない．

アラキドン酸は，植物油に多く含まれるリノール酸から合成される．

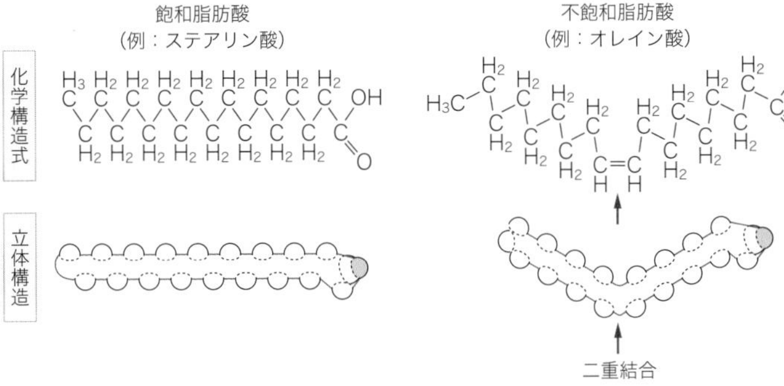

B 脂質の消化と吸収　よくでる

脂肪組織に蓄積されている中性脂肪（トリアシルグリセロール）は，膵液中の消化酵素リパーゼによりグリセロールと3分子の脂肪酸に分解され，小腸から吸収される．

C 脂質の種類と特徴

1）中性脂肪（トリアシルグリセロール）

脂肪酸が3つ結合した構造である．

2）リン脂質と糖脂質

生体膜の主要構成成分であるほか，脳神経組織の構成成分である．

中性脂肪
（トリアシルグリセロール）

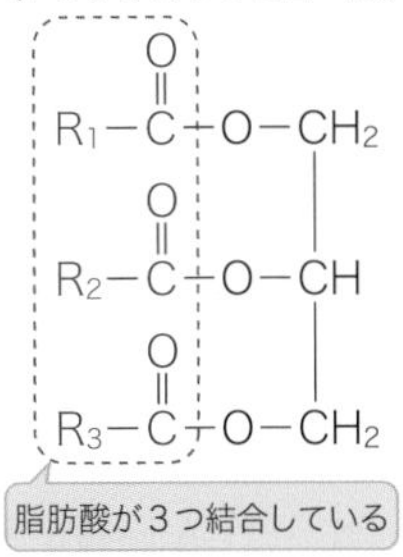

3）コレステロール

生体膜の構成成分であるほか，胆汁酸やステロイド系ホルモンの材料となる．

4）プロスタグランジン

アラキドン酸から合成され，炎症の化学伝達物質として作用する（→ Chapter 14　p.101 参照）．

D 脂質からの ATP 生成

・細胞内に取り込まれた脂肪酸は，血清アルブミンと結合し肝臓に運ばれ，ミトコンドリア内におけるβ酸化によりアセチル CoA となる．アセチル CoA は，TCA 回路および電子伝達系を経て ATP を生成する．

・グリセロールは，グリセロール 3-リン酸となり，解糖系に入り ATP を生成する．

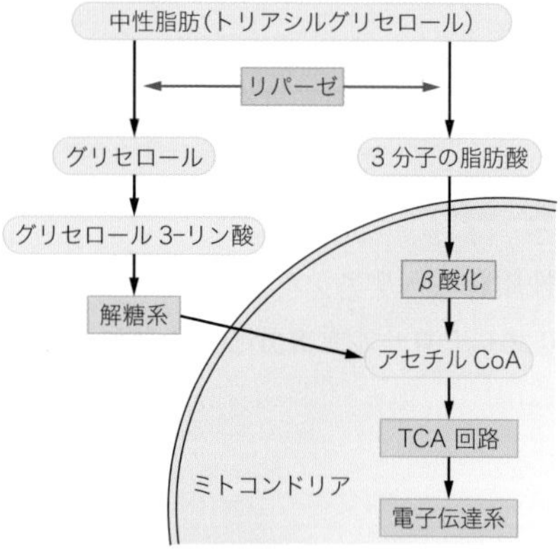

脂質からの ATP 生成のプロセス

E ケトン体（アセトン体）の生成

・飢餓状態や糖尿病患者は，細胞内のグルコース濃度を維持するために TCA 回路の中間産物であるオキサロ酢酸を糖新生に用いる．したがって，TCA 回路が動かないので，アセチル CoA が蓄積する．

・糖尿病患者では，脂肪組織由来の脂肪酸を利用したβ酸化が活発に行われるので，アセチル CoA がさらに蓄積する．

・蓄積し利用されないアセチル CoA から，ケトン体（アセト酢酸，アセトン，3-ヒドロキシ酪酸）が生成される．糖尿病患者は，ケトン体の血中および尿中濃度が高くなるのでアセトン様臭気が認められる．

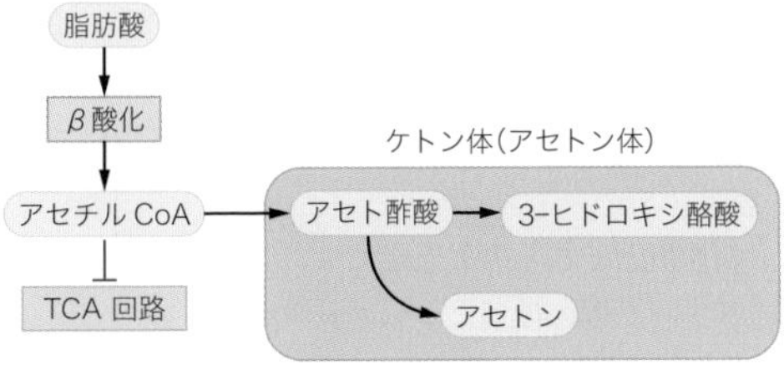

ケトン体生成のプロセス

F コレステロールの生成 よくでる

・解糖系でグルコースから生成されたピルビン酸が TCA 回路に入り合成されたアセチル CoA と，脂肪酸からβ酸化で合成されたアセチル CoA は，ヒドロキシ・メチルグルタリル CoA（HMG-CoA）となる．HMG-CoA は，HMG-CoA 還元酵素によりメバロン酸となり，最終的にコレステロールが生成される．

・HMG-CoA 還元酵素の阻害剤（スタチン）は，肝臓におけるコレステロール合成を抑制し，血中コレステロール値を低下させるので，高脂血症治療薬として使用されている（→ Chapter 16 p.114 参照）．

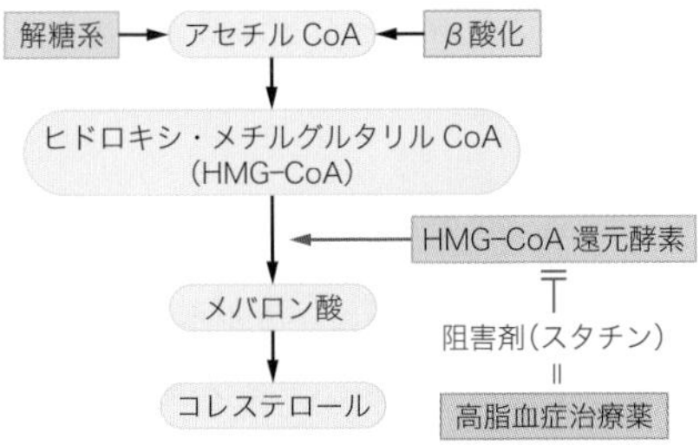

コレステロール生成のプロセス

Chapter 2

タンパク質の機能

Check Point

- 三大栄養素の１つであるタンパク質の種類と組成を理解する．
- 酵素の役割および血液中の酵素活性測定による各種疾患の診断について理解する．
- 補酵素の機能，ビタミンの作用とそれらの欠乏症について理解する．
- 筋細胞の収縮を担う収縮タンパク質の役割について説明できる．

Ⅰ．タンパク質の種類と組成

20 種類の基本アミノ酸の結合順序と数によってさまざまな種類のタンパク質ができる．

A 必須アミノ酸

- 体内で合成できないため食物から摂取しなければならないものを必須アミノ酸という．
- ヒト成人では８種類を必須アミノ酸（小児では９種類），残り 12 種類は非必須アミノ酸という．非必須アミノ酸のほとんどは糖質代謝（解糖系・TCA 回路）の中間体から合成される．

B アミノ酸の基本構造

- アミノ酸は，中心となる炭素原子の４つの結合手に，カルボキシル基，アミノ基，水素元素，側鎖が結合している．側鎖がアミノ酸の種類により異なる．
- ２つのアミノ酸の－COOH と－NH_2 から水分子がとれてペプチド結合が生じる．

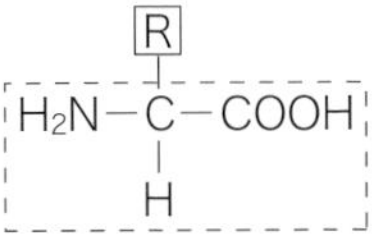

−R　　　：側鎖(アミノ酸により異なる)
−NH_2　　：アミノ基
−COOH：カルボキシル基

・多くのアミノ酸がペプチド結合したものをポリペプチドという.

・アミノ酸配列からなるタンパク質の一次構造は，立体構造をとり，安定化している．システイン（アミノ酸）間の結合をジスルフィド結合という.

・さまざまな機能により，酵素，ホルモン，収縮タンパク質，輸送タンパク質，構造タンパク質，防御タンパク質などに分類されている.

CHECK!　ジスルフィド結合（S-S 結合）

システイン間の 2 個の S（硫黄）原子を介した共有結合である.

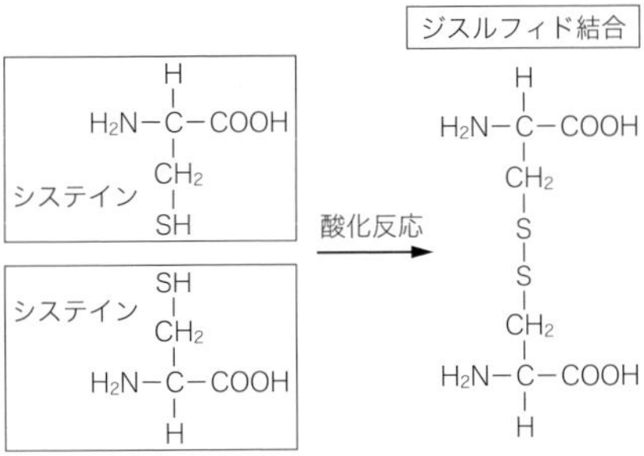

Ⅱ．酵素

A 酵素の役割

・体内のエネルギー代謝をはじめとするさまざまな化学反応を順調に進行させるための生体触媒である.

・特定の基質とのみ反応する基質特異性を有する.

・最適温度と最適 pH があり，最終生成物の蓄積によりフィードバック阻害が起こり，過剰な反応が進まないように調節される.

・血液生化学検査によって酵素活性測定を行うことにより，各種疾患の診断が可能となる．

CHECK! 血液中の酵素活性測定による各種疾患の診断　よくでる

酵素名	存在部位	作用	異常時（高値）
アスパラギン酸アミノトランスフェラーゼ（AST）[*1]	肝細胞 心筋細胞 骨格筋細胞 赤血球	アミノ酸を生成（転移）する	肝障害 心筋梗塞 筋疾患 溶血性貧血
乳酸脱水素酵素（LDH）		糖をエネルギーに転換する	
アラニンアミノトランスフェラーゼ（ALT）[*2]	肝細胞	アミノ酸を生成（転移）する	肝障害
アルカリホスファターゼ（ALP）[*3]	肝細胞 骨芽細胞 小腸細胞 胎盤細胞	リン酸を生成する	肝障害 胆管異常 骨疾患 （骨折，骨腫瘍） ※低値（低ホスファターゼ症）は骨形成不全や歯の早期脱落
コリンエステラーゼ	肝細胞	コリンエステル類を加水分解する	脂肪肝 糖尿病 肥満 ※低値は肝障害，心筋梗塞
γグルタミルトランスペプチダーゼ（γ-GTP）[*3]	肝細胞 膵臓細胞	肝臓での解毒	アルコール性肝障害 膵臓疾患
アミラーゼ	唾液腺細胞 膵臓細胞	デンプンをマルトースに加水分解する	耳下腺炎 膵臓疾患
リパーゼ	膵臓細胞	中性脂肪（トリアシルグリセロール）を加水分解する	膵臓疾患

[*1]：グルタミン酸オキサロ酢酸トランスフェラーゼ（GOT）ともいう．
[*2]：グルタミン酸ピルビン酸トランスフェラーゼ（GPT）ともいう．
[*3]：膵頭部がんでは胆管が狭窄することで，ALP，γ-GTP などの肝機能マーカーも上昇する．

B 補酵素として機能する各種ビタミン

1）補酵素

・補酵素は，酵素タンパク質と結合し酵素活性を示す．

・補酵素はタンパク質以外の有機化合物からできており，補酵素のみでは活性を発揮しない．

・補酵素はATP生成に関与（NADやFAD）し，主にビタミンB群から合成される．

2）ビタミンと欠乏症

ビタミンは水溶性ビタミンと脂溶性ビタミンに分類され，その欠乏症になると各種の機能不全を呈する．

CHECK! ビタミンの分類とその欠乏症　よくでる

ビタミン		作用	欠乏症
水溶性	ビタミン B_1	エネルギー代謝に補酵素として作用	脚気
	ビタミン B_2	エネルギー代謝に補酵素として作用	口角炎，口内炎，舌炎
	ナイアシン（ニコチン酸）	エネルギー代謝に補酵素として作用	口内炎，舌炎，ペラグラ（皮膚炎，下痢，神経症）
	葉酸	造血作用	巨赤芽球性貧血
	ビタミン B_{12}	造血作用	悪性貧血（巨赤芽球性貧血）
	ビタミンC（アスコルビン酸）	コラーゲン生成の過程でのプロリンとリシンの水酸化	壊血病，歯肉炎
脂溶性	ビタミンA	視細胞のロドプシンの生成	夜盲症，成長障害
	ビタミンD	小腸からのカルシウム吸収促進 骨吸収促進 骨基質タンパク質の生成促進	くる病，骨軟化症
	ビタミンE	抗酸化作用 （アンチエイジング）	貧血，血行障害，肌のしみ
	ビタミンK	プロトロンビンが有するγ-カルボキシグルタミン酸（Gla）の生成	血液凝固障害

Ⅲ．収縮タンパク質

・筋細胞の収縮を担う収縮タンパク質には，細胞骨格構成タンパク質であるアクチンとアクチン結合性タンパク質であるミオシンがある．

・ミオシン分子の頭部は ATP を加水分解する活性を有し，そのエネルギーを用いてアクチンとの結合と解離を繰り返し，筋収縮を生じる．

・筋細胞の筋小胞体にプールされているカルシウムイオン（Ca^{2+}）が細胞質に放出されることにより，トロポニン C に Ca^{2+} が結合し，アクチン-ミオシンによる筋収縮が開始する．

CHECK! 筋の弛緩時と収縮時のアクチンフィラメント（細い）とミオシンフィラメント（太い）の関係

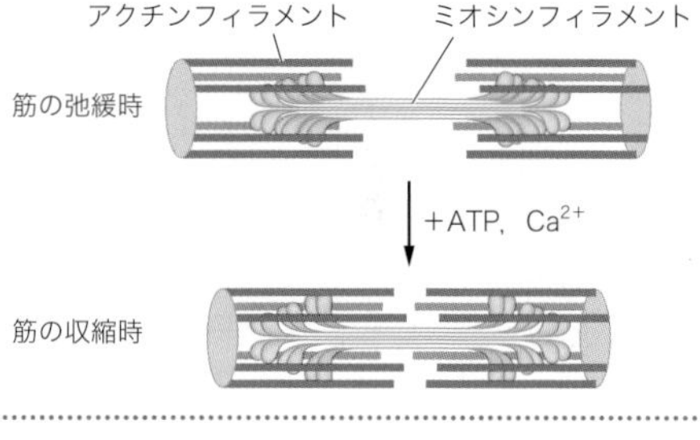

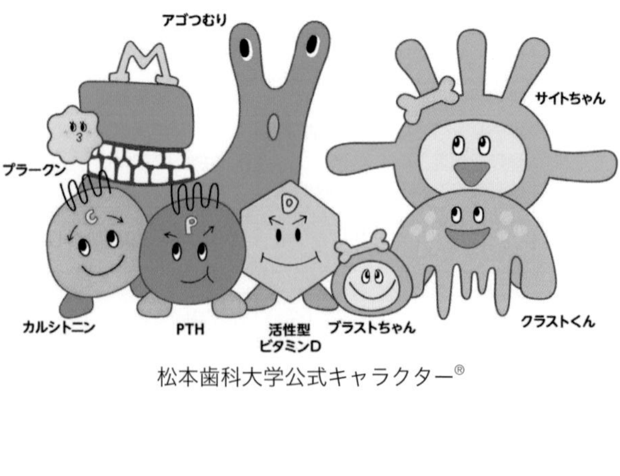

松本歯科大学公式キャラクター®

Chapter 3

細胞の構造・機能・細胞死

Check Point

・細胞の核と細胞小器官の機能について理解する.
・細胞骨格タンパク質の種類とその役割を理解する.
・細胞間結合と細胞–細胞外マトリックス間結合の種類とその存在意義を説明できる.
・細胞周期の各ステップとその制御機構について理解する.
・アポトーシス，ネクローシスおよびオートファジーの違いを説明できる.
・ES細胞とiPS細胞について説明できる.

Ⅰ. 核

・細胞の体積の10%を占めている二重の細胞膜構造である.
・核の内部は核膜孔によって細胞質と直接交通している.
・核はすべての細胞に存在するが，赤血球では核が認められない．これは，脱核という現象で核が二次的に失われるためである.

Ⅱ. 細胞小器官

A 小胞体

・タンパク質の合成を行うリボソームが多数付着した粗面小胞体とリボソームが存在しない滑面小胞体がある.
・小胞体は脂質合成の場でもある．ステロイド系ホルモンを合成する副腎皮質細胞は，細胞内に滑面小胞体が著しく発達している.
・横紋筋細胞の粗面小胞体は筋小胞体とよばれ，筋小胞体内にプールされたカルシウムイオンが細胞質内へ放出されたり，取り込まれたりすることで，横紋筋細胞の収縮が制御されている（→ Chapter 2　p.12 参照）.

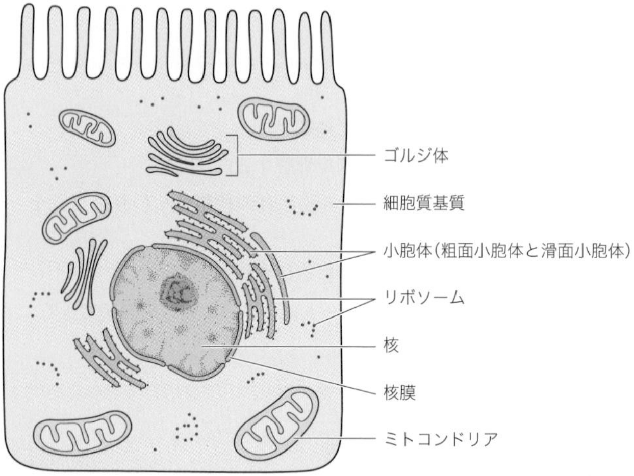

B ゴルジ体

1つの細胞に1～数百個存在し，4～6枚の扁平な嚢（ふくろ）が積み重なっている．リボソームで合成されたタンパク質は，ゴルジ体に輸送され，糖の修飾（付加）を受ける．

C 分泌小胞とリソソーム　よくでる

ゴルジ体で完成した糖タンパク質は，

①ホルモン，成長因子，消化酵素などの場合は，分泌小胞としてパッケージングされ，細胞外に開口分泌（エキソサイトーシス）される．

②プロテアーゼのような加水分解酵素などの場合は，リソソームとしてパッケージングされ，細胞が取り込んだ異物を消化する．細胞外からリソソームへ送られる物質はエンドサイトーシスまたは貪食により細胞内に取り込まれる．

CHECK! 小胞による輸送および修飾

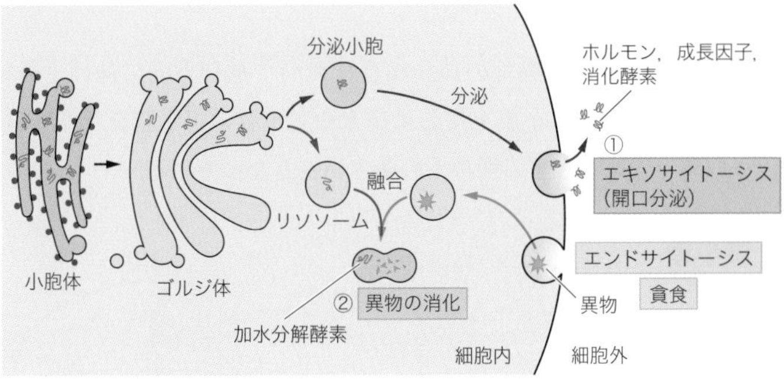

D ミトコンドリア

・細胞膜内側（内膜）には，電子伝達系が存在し，ATP を産生するための多数の酵素が組み込まれている.

・ミトコンドリアは内部に独自の DNA を有しているが，元来独立した生物であったためと考えられている.

Ⅲ．細胞骨格

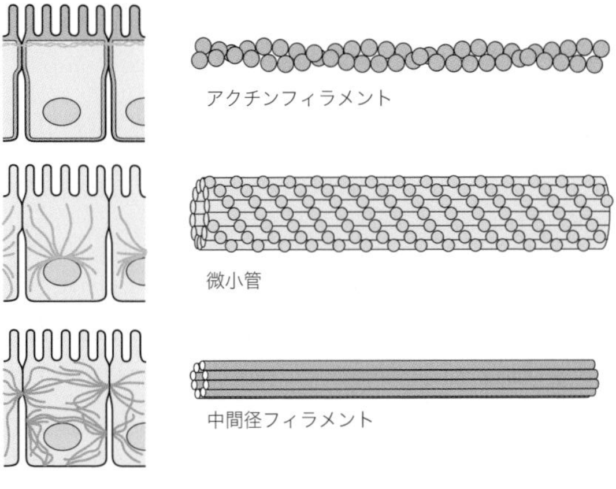

A アクチンフィラメント

・細胞内で最も豊富な球状タンパク質であるアクチンが数珠状につながった線維である.

・細胞膜の裏打ち，運動性の高い細胞において進行方向に伸ばす偽足，栄養物の吸収を行う小腸上皮および水や電解質の再吸収を行う腎臓近位尿細管上皮に存在する微絨毛の基本構造となっている.

B 微小管

・球状タンパク質であるチューブリンが数珠状につながったフィラメント13本から構成される管（チューブ）状の線維である.

・細胞分裂の際に染色体を分配するための紡錘糸の基本構造となる.

・神経細胞軸索突起における小胞輸送に関与するキネシン分子やダイニン分子などのモーター分子を構成している.

・気管や卵管の細胞で痰や卵子の輸送に関与する線毛，精子の運動推進力を担っている鞭毛の基本構造である.

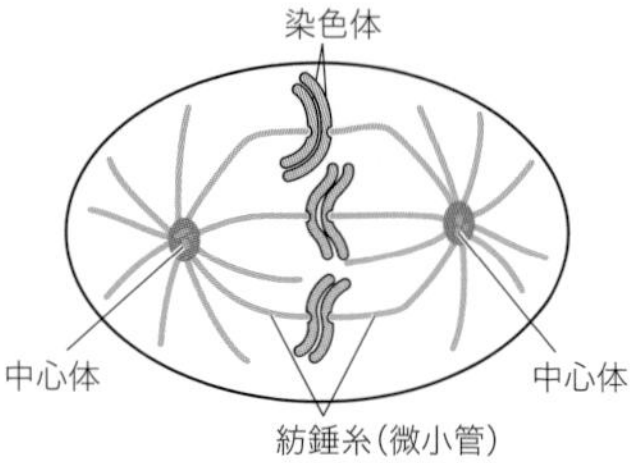

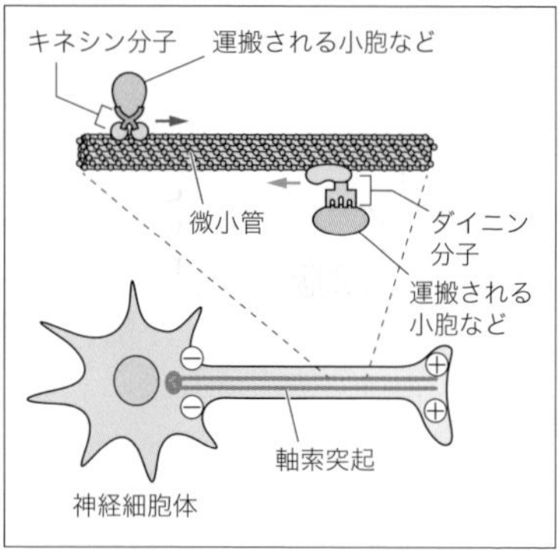

（前野・磯川，はじめの一歩の生化学・分子生物学，第3版，羊土社，2016）

C 中間径フィラメント

・アクチンフィラメントと微小管との中間の太さの線維である.

・ケラチンやビメンチンなどの多種類のタンパク質から構成される.

・細胞質内での核の位置決めを行っている.

・接着斑（デスモゾーム）や半接着斑（ヘミデスモゾーム）の構成成分である.

Ⅳ．細胞接着

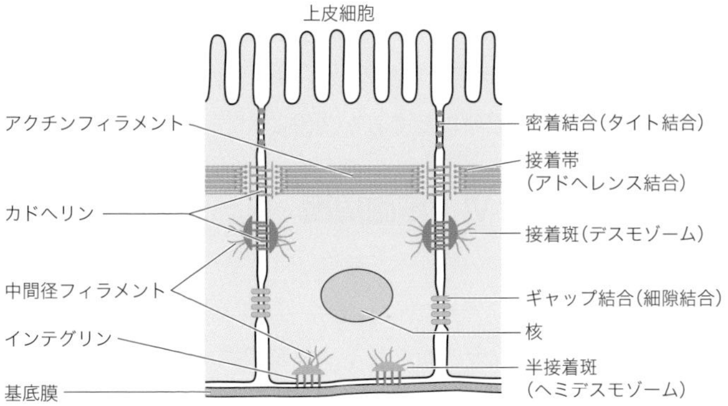

1）密着結合（タイト結合）

隣接する細胞の細胞膜を帯状に密着して結びつける結合である.

2）接着帯（アドヘレンス結合）

隣接する上皮細胞間を帯状に近接させる結合である.

3）接着斑（デスモゾーム）

隣接する細胞を強固に結合させる斑状の結合組織である.

4）ギャップ結合（細隙結合）

イオンや低分子量の分子を通過させるためのトンネル状構造チャネルである.

5）半接着斑（ヘミデスモゾーム）

上皮細胞とその直下の基底膜の細胞外マトリックス分子を結合させる.

Ⅴ．接着分子

1）カドヘリン

接着帯（アドヘレンス結合）や接着斑（デスモゾーム）の構成要素である．細胞間での結合は，カルシウムイオン依存性である.

2）インテグリン

・細胞と細胞外マトリックスとの結合〔半接着斑（ヘミデスモゾーム）〕に関与し，$\alpha\beta$ 2つのサブユニットから構成され，細胞膜に存在している．

・インテグリンが結合するのは，接着性タンパク質に含まれる3つのアミノ酸配列であるRGD配列などである（→ Chapter 7　p.57 参照）．

Ⅵ．細胞周期

A 細胞周期とは

細胞は分裂によりその数を増加させる．分裂に要する時間（分裂期）は細胞の種類による違いはなく約1時間，分裂をしていない時期（分裂間期）は細胞により異なる．

1）分裂期（M期）

紡錘糸が形成され，染色体が二分し，細胞質分裂が生じる．

2）分裂間期

① G_1 期：細胞が生育し，サイズが増大する．

② G_0 期：S期に入らず，細胞周期が停止する静止状態．

③ S期：DNA倍加のためのDNA複製期．

④ G_2 期：DNA合成が完全であるかをチェックする時期．

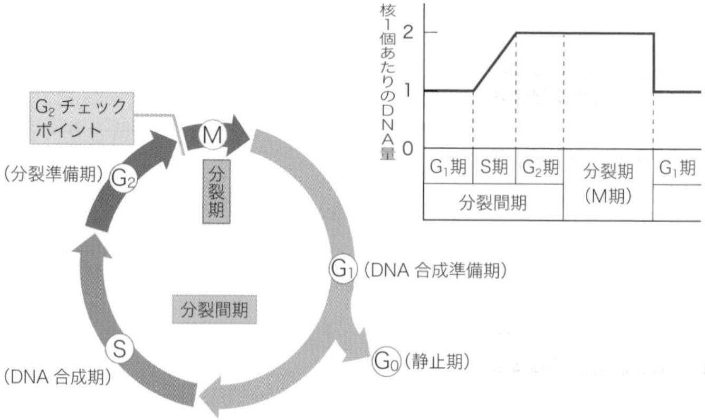

B 細胞周期の調節機構

・サイクリン依存性タンパク質キナーゼとサイクリンの複合体が細胞質内で一定以上となると，細胞質内のさまざまなタンパク質がリン酸化され，細胞周期が回転する．

・負のフィードバック機構としては，紫外線照射によるDNA損傷でp53タンパク質（がん抑制遺伝子）が上昇し，細胞周期のS期への進行が阻止される．

・各種成長（増殖）因子の存在により，細胞周期が促進される．

各種成長因子　よくでる

PDGF	血小板由来成長因子
EGF	上皮細胞成長因子
FGF	線維芽細胞成長因子
IGF	インスリン様成長因子
TGF-β	トランスフォーミング成長因子
NGF	神経成長因子
IL	インターロイキン

CHECK!　成長因子や細胞を用いた歯周組織再生療法

● FGF-2

ヒトbFGF（塩基性線維芽細胞増殖因子）製剤（リグロス®）は，日本で開発された世界初の歯周組織再生医薬品．歯肉剝離掻爬術時に歯槽骨欠損部に塗布することにより，歯槽骨，セメント質および歯根膜の新生を促進させる．エナメルマトリックスデリバティブ（エムドゲイン®）と同様に，新生歯槽骨を増加させる．

● PDGF

血小板由来増殖因子（PDGF-BB）はβ-TCP（骨補塡材）と組み合わせて歯周組織再生材料（GEM-21S®）として使用される．

● BMP-2

骨誘導因子（BMP-2）とコラーゲンスポンジを組み合わせた骨再生材料（INFUSE®）として使用される．

●細胞シート

患者自身の歯根膜由来幹細胞から作製した細胞シートを移植することにより歯周組織を再建する臨床研究が進行している．

Ⅶ. 細胞死

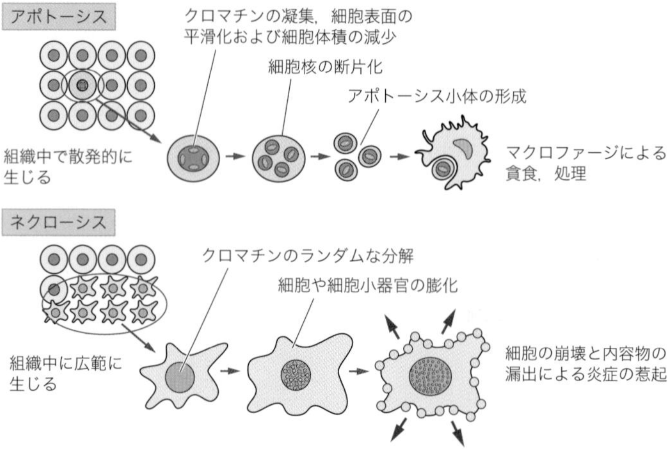

（前野・磯川，はじめの一歩の生化学・分子生物学，第 3 版，羊土社，2016）

A アポトーシス

組織中で散発的に生じる，遺伝子レベルでプログラムされた細胞死である．クロマチンの凝集，細胞表面の平滑化および細胞体積の減少，細胞核の断片化，アポトーシス小体の形成などを行う．

細胞膜上の Fas や TNF（腫瘍壊死因子）受容体を介してカスパーゼ（タンパク質分解酵素）の活性化による細胞情報シグナルが関与する．

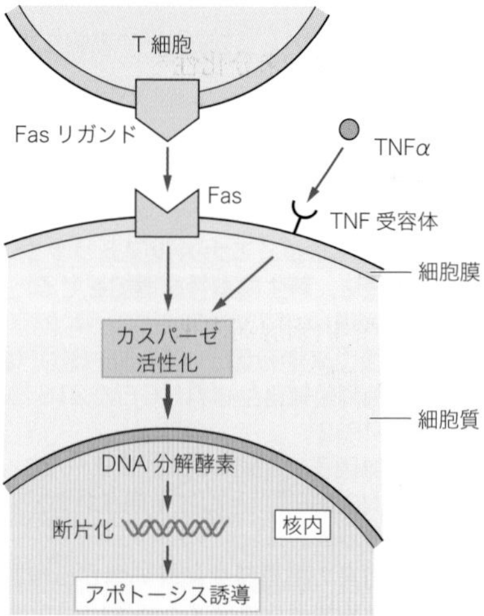

B ネクローシス

組織中に広範に生じる，外的な要因による受動的な細胞死である．クロマチンのランダムな分解であり，細胞や細胞小器官の膨化，細胞の崩壊と内容物の漏出による炎症を惹起する．

C オートファジー よくでる

- 古くなった不要な細胞質の分子や細胞小器官を消化する自食現象である．
- リソソーム系とユビキチン-プロテアソーム系が作用して，タンパク質を分解し，細胞機能を制御する．
- 細胞の栄養飢餓時には，自食により細胞生存に必要な分子を供給する．
- オートファジーの概念を確立した大隅良典博士は，2016 年のノーベル生理学・医学賞を受賞した．

Ⅷ．幹細胞

A 幹細胞

幹細胞とは，未分化性を維持する自己複製能と無限増殖能を有する細胞である．

1）全能性

身体のすべてを形成する能力＝受精卵

2）多能性

受精卵の内細胞塊由来の多能性幹細胞＝胚性幹細胞（embryonic stem cell：ES 細胞）

3）多分化能

複数種の細胞に分化する能力＝成体幹細胞（造血幹細胞，間葉系幹細胞など）

B 脱分化とリプログラミング

・細胞は分化の後戻り（脱分化）することは不可能

・人為的に誘導した多能性を有する幹細胞としてリプログラミング（分化した細胞を未分化に戻す）された細胞＝iPS 細胞（induced pluripotent stem cell；人工多能性幹細胞）

・iPS 細胞は，山中 3 因子（Oct3/4，Sox2，Klf4）を終末分化した細胞に人為的に導入・発現させることにより誘導され，組織・臓器を再生させる医療の発展に寄与可能である．

・iPS 細胞を開発した山中伸弥博士は，2012 年のノーベル生理学・医学賞を受賞した．

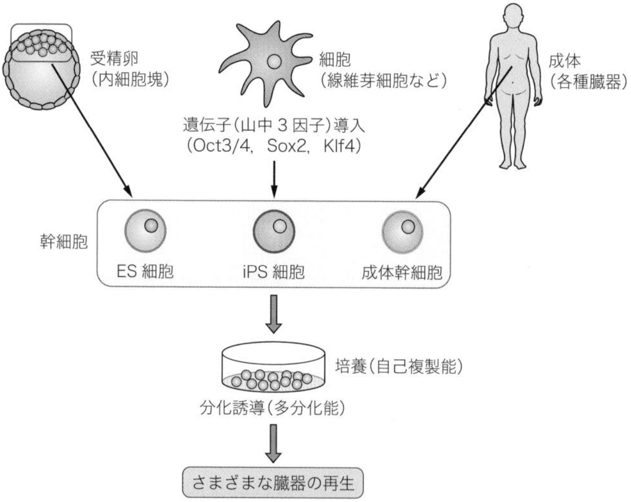

Chapter 4 細胞間情報伝達機構

Check Point

・内分泌および外分泌について説明できる．
・ホルモンの定義と種類および分類について説明できる．
・ホルモン，神経伝達物質およびサイトカインの情報伝達機構について理解する．
・細胞質内または核内に存在する受容体を介した信号伝達を理解する．
・細胞膜に存在するGタンパク質連結型受容体を介した信号伝達を理解する．
・細胞膜に存在するチャネルタンパク質と運搬体タンパク質の機能を理解する．
・各種血漿タンパク質の役割について理解する．

I．ホルモン

A 内分泌と外分泌

1）内分泌

・分泌腺細胞が導管を介さず，直接血液に物質を放出する現象である．
・ホルモンは内分泌細胞により合成され，血流によって遠隔の臓器に運ばれ，標的となる細胞の受容体（レセプター）に結合し作用する．

2）外分泌

汗や唾液などが皮膚や消化管内腔に存在する導管を介して分泌されることである．

B ホルモンの種類　よくでる

1）ペプチド系ホルモン

アミノ酸が数珠状に連なったもので，受容体は細胞膜に存在する．

2）ステロイド系ホルモン

ステロイド骨格を有し，脂溶性である．水溶性でないため，特定の輸送タンパク質に結合して血流を介して作用する．受容体は細胞質内に存在する．

3）アミン系ホルモン

チロシン（アミノ酸）から生じる低分子化合物である．アドレナリン，ノルアドレナリンおよびメラトニン受容体は細胞膜に存在し，サイロキシン受容体は細胞質内に存在する．

CHECK!　臓器から分泌される各種ホルモンと分類

下垂体		甲状腺刺激ホルモン
		成長ホルモン
		副腎皮質刺激ホルモン
		バソプレシン
松果体		メラトニン
甲状腺		サイロキシン（チロキシン）
		カルシトニン
副甲状腺（上皮小体）		副甲状腺ホルモン（PTH）
副腎	皮質	コルチゾール
		アルドステロン
	髄質	アドレナリン
		ノルアドレナリン
消化管		ガストリン
膵島		インスリン
		グルカゴン
腎臓		活性型ビタミンD
		アンジオテンシン
性腺	卵巣	エストロゲン（卵胞ホルモン）
		プロゲステロン（黄体ホルモン）
	精巣	テストステロン
心臓		心房性ナトリウム利尿ペプチド（ANP）
		脳性ナトリウム利尿ペプチド（BNP）

：ペプチド系ホルモン　：ステロイド系ホルモン

：アミン系ホルモン

C シナプス型分泌と神経内分泌

1）シナプス型分泌

神経伝達物質（アセチルコリン，セロトニン，ドーパミンなど）は神経細胞の軸索突起から分泌される．これをシナプス型分泌という．

2）神経内分泌

神経細胞の軸索突起から分泌された視床下部ホルモンは血流を介して作用する．これを神経内分泌という．

Ⅱ．細胞間情報伝達

A パラクリンとオートクリン

1）パラクリン

サイトカイン（主に免疫担当細胞から分泌されるタンパク質）は，分泌された後に血流を介さず近隣の細胞に作用することがあり，これをパラクリン（傍分泌）とよぶ．

2）オートクリン

分泌されたサイトカインが自らの細胞に存在する受容体に作用するものをオートクリン（自己分泌）とよぶ．

よくでる

CHECK! 各種リガンド（サイトカイン，ホルモン，神経伝達物質）の受容体を介した細胞への情報伝達機構

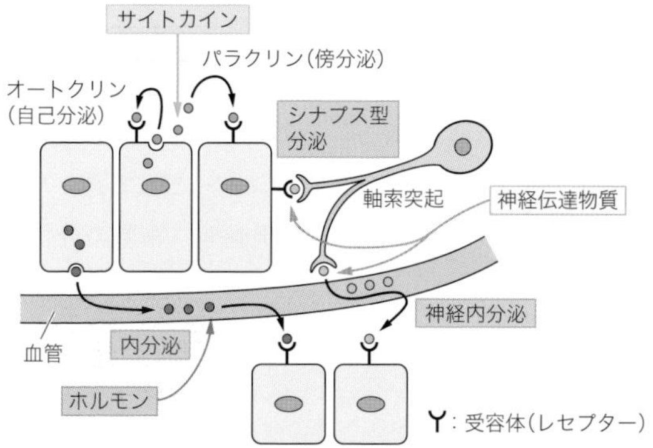

B 細胞質内受容体，核内受容体

1）脂溶性リガンド

脂溶性リガンドであるステロイド系ホルモン，サイロキシン（アミン系ホルモン）などは，細胞膜（脂質二重層）を通過し，細胞質内または核内に存在する受容体（レセプター）に結合する．

2）情報伝達機構

①細胞質内受容体に結合したリガンドは，複合体として核内に移行する．
②核内で活性化された受容体は，DNA に結合し転写調節を行い，さまざまな生命活動を制御する．

C 細胞膜受容体（G タンパク質連結型受容体）

1）水溶性リガンド

水溶性リガンドであるペプチド系ホルモン，神経伝達物質，アドレナリン（アミン系ホルモン）などは，細胞膜に存在する G タンパク質連結型受容体（この型の受容体タンパク質は細胞膜を 7 回貫通している）に結合する．

2）情報伝達機構

①リガンドが結合すると，細胞質側に存在する G タンパク質が連結，活性化され，アデニレートシクラーゼやホスホリパーゼ C という酵素を活性化する．
②アデニレートシクラーゼ：サイクリック AMP（cAMP）を生成する．
③ホスホリパーゼ C：イノシトール 3-リン酸（IP_3）を生成し，小胞体からカルシウムイオン（Ca^{2+}）を放出させる．
④サイクリック AMP（cAMP），イノシトール 3-リン酸（IP_3），カルシウムイオン（Ca^{2+}）：セカンドメッセンジャーとしてタンパク質のリン酸化（キナーゼという酵素が作用）を促進し，細胞の分化や増殖などを制御する．

よくでる

CHECK! 水溶性リガンドと脂溶性リガンドの受容体とセカンドメッセンジャーを介した情報伝達機構

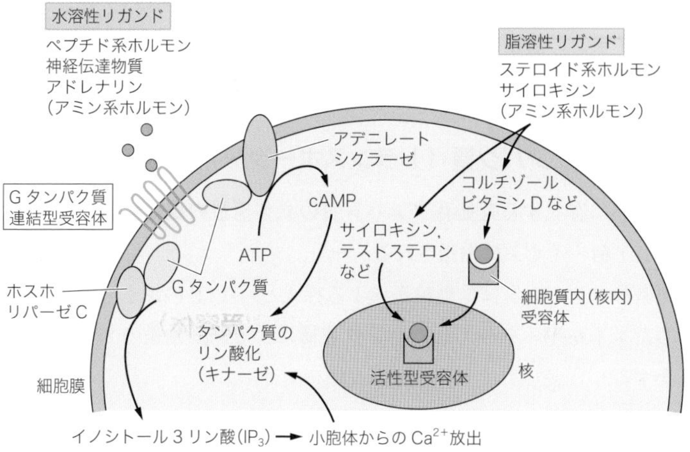

Ⅲ. 輸送タンパク質

A 単純拡散（輸送タンパク質を介さない受動輸送）

- ステロイド系ホルモンなどの脂溶性で分子量の小さい分子, CO_2, O_2 および H_2O などは, 細胞膜を自由に単純拡散（受動輸送）により通過できる.
- 受動輸送とは, 濃度の高いほうから低いほうへ, 濃度勾配を利用して, エネルギー（輸送タンパク質）を用いずに細胞膜を通過する様式である.

B チャネルタンパク質を用いた受動輸送

- タンパク質・糖・イオンは単純拡散では細胞膜を通過できない．
- 細胞膜を無機イオンが通過するために，チャネルタンパク質が存在する．イオンの濃度勾配によりチャネルが開閉され（受動輸送），イオン輸送が行われる．

C 運搬体タンパク質（トランスポーター）

- 細胞膜に存在する運搬体タンパク質の立体構造の変化により，タンパク質・糖・イオンは輸送される．
- 運搬体タンパク質は受動輸送による様式と，ATP の加水分解により生じたエネルギーを利用したポンプ機構による能動輸送の 2 つの様式を介する．
- 能動輸送は濃度勾配に逆らって物質の輸送を行う．

CHECK! 細胞膜に存在するチャネルタンパク質と運搬体タンパク質による輸送

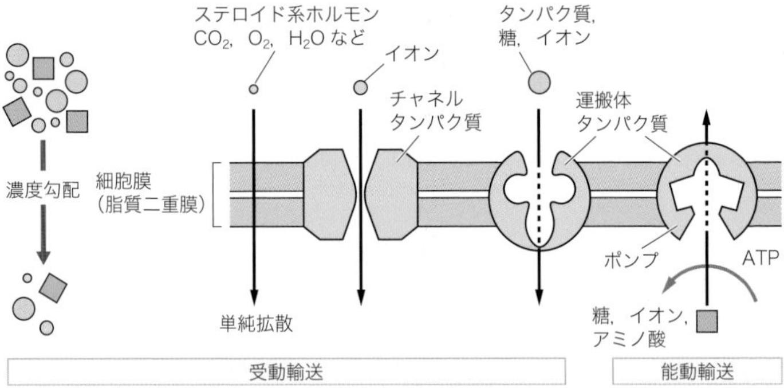

D 血漿タンパク質

1）血漿と血清

血漿とは血液から血球成分を除いた細胞外成分である．血漿中には血液凝固因子が含まれ，これを除いたものを血清という．

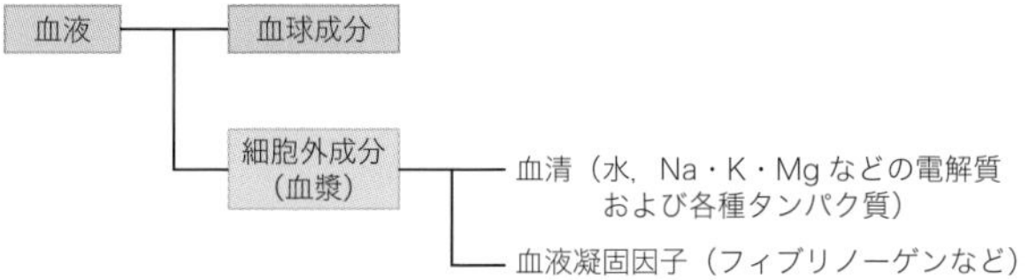

2）主な血漿タンパク質とその役割

① **アルブミン** ：最も多く含まれ，肝臓で合成される．中性脂肪やコレステロールと結合し，リポタンパク質を形成し，脂溶性分子の輸送を担う．

② **γ-グロブリン** ：形質細胞が合成する免疫グロブリンである．

③ **トランスフェリン** ：鉄イオンを運搬する．

④ **フィブリノーゲン** ：血液凝固因子 I として作用する．

Chapter 5

遺伝情報の発現と伝達

Check Point

- 核酸の基本単位を理解する.
- DNA および染色体の構造について理解する.
- DNA の複製と修復機構について理解する.
- 転写と翻訳によるタンパク質合成メカニズムを説明できる.

Ⅰ. 遺伝情報を担う物質

A 核酸

- 核酸は DNA（デオキシリボヌクレオチド）と RNA（リボヌクレオチド）に大別され，リン酸，五炭糖，塩基（4 種類のうちいずれか 1 つ）が結合したヌクレオチドという単位からなる.
- 五炭糖の部分は，DNA にはデオキシリボースが，RNA にはリボースが含まれる.
- DNA の構成塩基は ATGC（アデニン，チミン，グアニン，シトシン），RNA はチミン（T）の代わりにウラシル（U）を用いた AUGC である.

CHECK! 核酸の基本単位

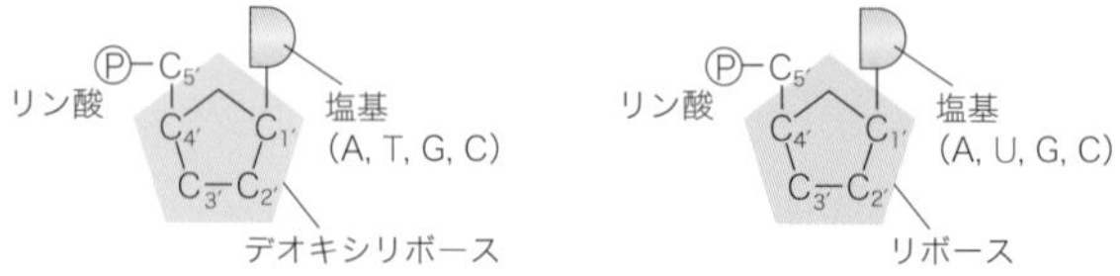

DNA のヌクレオチド(4 種類)　　RNA のヌクレオチド(4 種類)

B DNAの二重らせん構造

・DNAは2本の鎖が互いに逆向きに並び，らせん状にねじれた二重らせん構造を示し，互いの塩基（アデニンとチミン，グアニンとシトシン）間に水素結合をつくる．

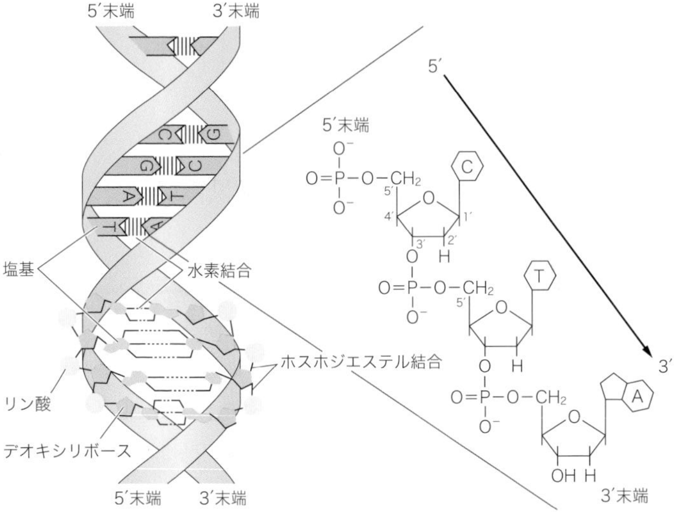

・4種類の塩基の順番がDNAの遺伝情報であり，タンパク質のアミノ酸の種類や配列が規定される．

・五炭糖（デオキシリボース）の3番目の炭素と5番目の炭素の間でリン酸を介して結合し，ホスホジエステル結合を形成する．

・ヌクレオチド鎖は，5′（5プライム）から3′（3プライム）という方向性がある．

CHECK! DNAの二重らせん構造

・「遺伝子」の本体はDNAであり，その塩基配列による遺伝情報が子孫に受け継がれる．
・Chargaff はDNAの構成塩基を調べ，アデニンとチミン，グアニンとシトシンの数が同じであることを発見した．
・Watson と Crick はDNAの二重らせんモデルを提唱した．

C クロマチン線維と染色体

・DNAはヒストンというタンパク質に巻きつき，ヌクレオソームというビーズ構造をつくる．
・ヌクレオソームはコイル状に巻かれ，クロマチン線維を形成する．
・クロマチン線維はループ状に折りたたまれ，凝縮され染色体を形成する．
・ヒトの１つの細胞における核内DNAの総延長距離は約２mに達する．

CHECK! DNA鎖から染色体まで

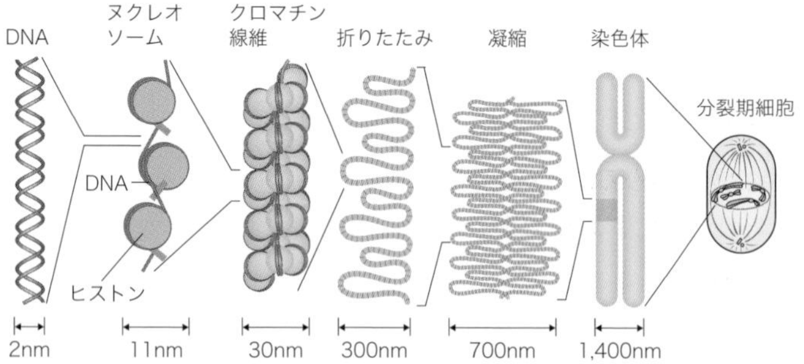

D 染色体

・ヒトの体細胞（生殖細胞以外の生物体を構成している細胞）は 46 本の染色体を含む．

・46 本の染色体は，父親由来と母親由来のそれぞれ 23 本ずつがペア（23 対）で構成され，これらの形と大きさの等しい染色体を相同染色体という．

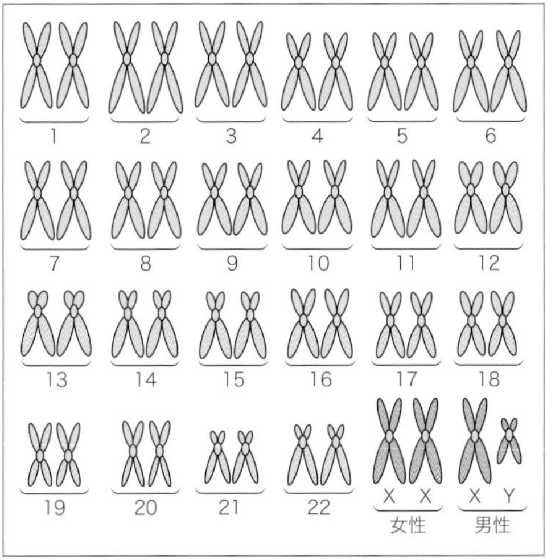

ヒト染色体の数と形態

・相同染色体は，22 対の常染色体と 1 対の性染色体（男性は XY，女性は XX）からなる．

・染色体の両端をテロメア領域といい，細胞の老化とともに短くなる．これを防ぐためにテロメラーゼという酵素がテロメアを伸長修復する．

・ヒトでは，生殖細胞や幹細胞を除き，正常細胞ではテロメラーゼ活性がほとんど認められない．

・がん細胞のような無限増殖細胞ではテロメラーゼが活性化されており，テロメアが短くならない．

CHECK! 老化とともに短くなるテロメア よくでる

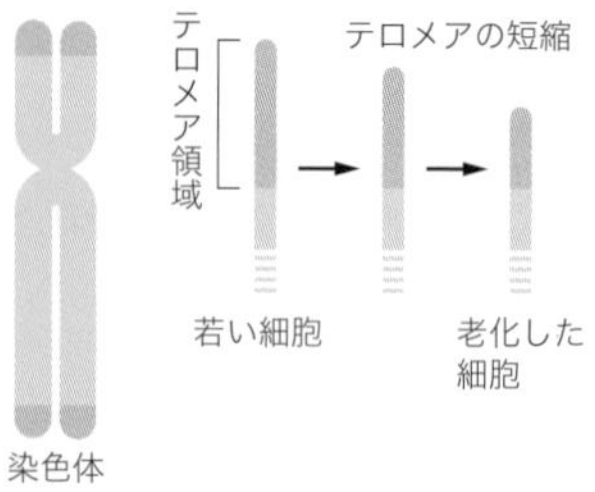

E DNA の複製

・DNA は，細胞分裂の際に複製され均等に分配される．

・DNA 合成酵素である DNA ポリメラーゼは，ヌクレオチド鎖の 3′末端に新たなヌクレオチドを重合させ，5′から 3′方向へのみ伸長させる．

1）各種酵素による DNA の複製機構

① DNA ヘリカーゼによって DNA 塩基間の水素結合を壊し，二重らせんをほどく．

② DNA の一本鎖部分（2 本の鋳型 DNA）でプライマーゼが作用し，DNA 複製の開始点としてプライマー（10 塩基程度）が合成される．このプライマーをきっかけとして DNA ポリメラーゼ活性が発現する．

③リーディング鎖においては，DNA ポリメラーゼによって連続的に DNA が合成される．

④ラギング鎖においては，岡崎フラグメント（100 ～ 200 塩基）という DNA 断片が断続的に合成される．

⑤リーディング鎖とラギング鎖に存在するプライマーが分解される．

⑥ラギング鎖における岡崎フラグメントは，DNA リガーゼにより連結される．

CHECK! DNA の複製メカニズム

DNA ヌクレオチドの合成は，必ず 5′ から 3′ 方向に行われる．

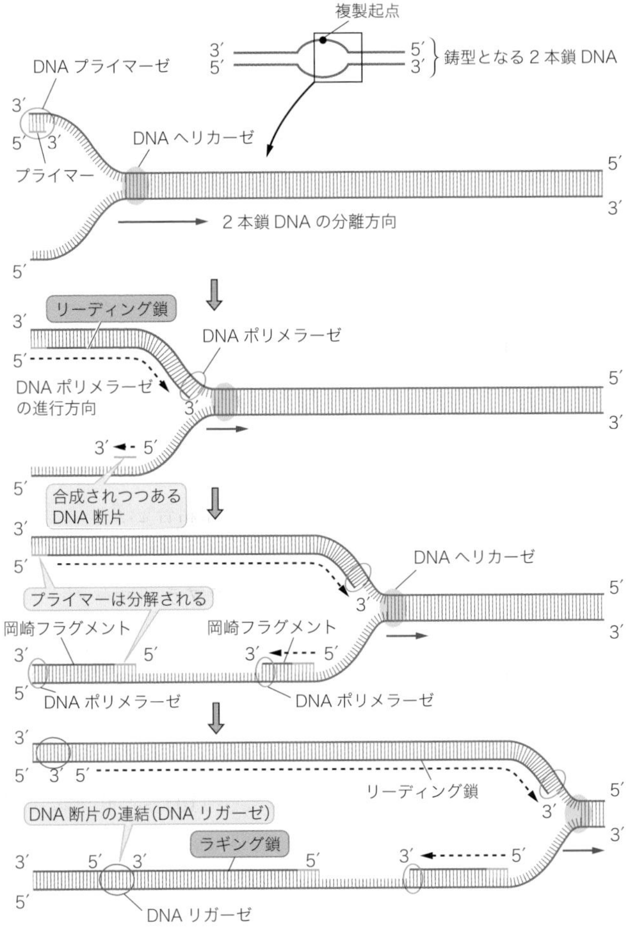

F DNAの修復

DNA 複製の過程における DNA 損傷や紫外線・放射線による DNA 損傷は，ただちに修復する必要がある．

1）各種酵素による DNA の修復機構

① DNA ヌクレアーゼにより損傷した DNA 鎖を切断・分解する．

② DNA ポリメラーゼにより正しい塩基対に修復し，生じた隙間を埋める．

③ DNA リガーゼにより隣接する DNA 鎖を連結する．

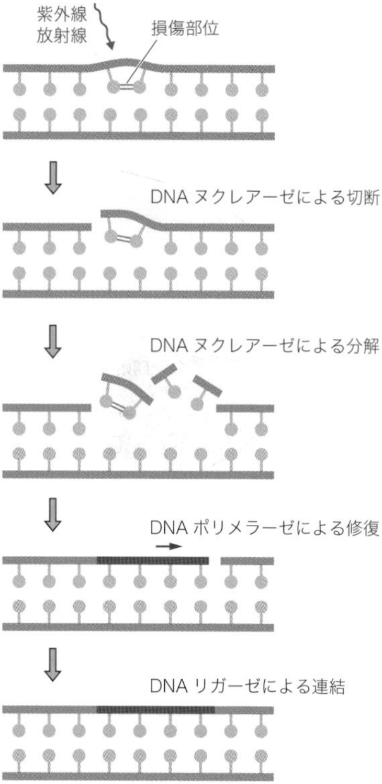

Ⅱ．転写と翻訳によるタンパク質合成

A セントラルドグマ

・セントラルドグマとは，遺伝情報は「DNA → 転写 → mRNA → 翻訳 →タンパク質」の順番に伝達されることをいう．

・セントラルドグマに従わない例として，RNA を鋳型として DNA を合成する逆転写酵素を有するレトロウイルス（HIV など）がある．

CHECK! 真核細胞（細菌以外のすべての生物細胞）におけるセントラルドグマ　よくでる

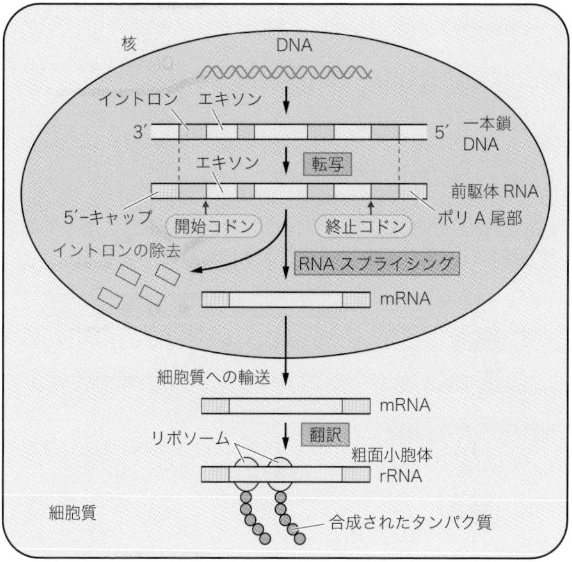

B 転写

・核内の染色体（DNA）に書き込まれた遺伝情報を RNA ポリメラーゼが RNA にコピーし，mRNA，tRNA，rRNA が合成される．

mRNA：タンパク質に翻訳される RNA

tRNA：タンパク質合成においてアミノ酸の運搬を担う

rRNA：タンパク質合成の場であるリボソームの構成成分

・一本鎖 DNA から前駆体 RNA が合成される過程を「転写」という．

C RNA スプライシング

・前駆体 RNA からタンパク質の合成に不必要なイントロンが除去され，エキソンが結合し，成熟した mRNA が合成される過程をスプライシングという．

・合成された mRNA は核内から細胞質へ輸送される．

CHECK! 選択的スプライシング

同一の前駆体 RNA からスプライシングの起き方の違いによって異なる mRNA が合成され，異なるタンパク質が生成される．

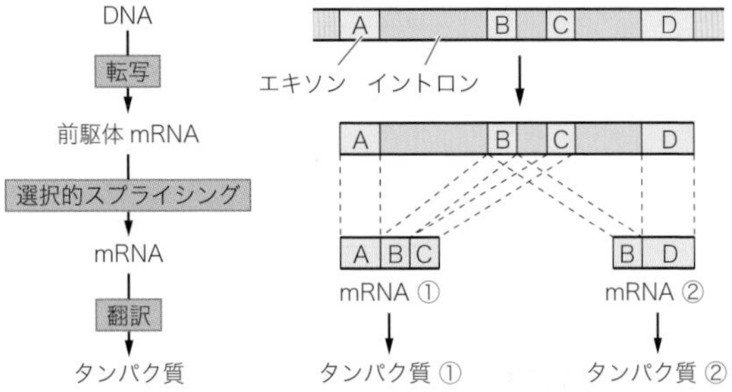

D 翻訳

・AUGC（アデニン，ウラシル，グアニン，シトシン）4 種類の塩基 3 つの組み合わせにより，$4^3 = 64$ 種類のコドンが存在する．

・3 種類の終止コドン：UAA，UAG，UGA が存在する．

・61 種類のコドンが 20 アミノ酸を規定する．そのうちの 1 つが開始コドン（AUG）であり，メチオニンを規定する．コドンも兼ねる．

CHECK! mRNAの遺伝コード表

5′末端 ↓　　　3′末端 ↓

1番目の塩基	2番目の塩基 U	2番目の塩基 C	2番目の塩基 A	2番目の塩基 G	3番目の塩基
U	UUU フェニルアラニン Phe	UCU セリン Ser	UAU チロシン Tyr	UGU システイン Cys	U
	UUC	UCC	UAC	UGC	C
	UUA ロイシン Leu	UCA	UAA （終止）	UGA （終止）	A
	UUG	UCG	UAG	UGG トリプトファン Trp	G
C	CUU ロイシン Leu	CCU プロリン Pro	CAU ヒスチジン His	CGU アルギニン Arg	U
	CUC	CCC	CAC	CGC	C
	CUA	CCA	CAA グルタミン Gln	CGA	A
	CUG	CCG	CAG	CGG	G
A	AUU イソロイシン Ile	ACU トレオニン Thr	AAU アスパラギン Asn	AGU セリン Ser	U
	AUC	ACC	AAC	AGC	C
	AUA	ACA	AAA リシン Lys	AGA アルギニン Arg	A
	AUG メチオニン(開始) Met	ACG	AAG	AGG	G
G	GUU バリン Val	GCU アラニン Ara	GAU アスパラギン酸 Asp	GGU グリシン Gly	U
	GUC	GCC	GAC	GGC	C
	GUA	GCA	GAA グルタミン酸 Glu	GGA	A
	GUG	GCG	GAG	GGG	G

CHECK! 20アミノ酸の三文字表記の違いに注意！

グルタミン（Gln）↔グルタミン酸（Glu）
アスパラギン（Asn）↔アスパラギン酸（Asp）

タンパク質合成までの過程

①メチオニン（Met）と結合した開始tRNAとリボソーム小サブユニットが，細胞質に存在するmRNAの5′(5プライム）末端に結合

② mRNA鎖に沿って移動，開始コドン（AUG）を探し出す.

③ AUGと相補的な塩基対を形成

④リボソーム大サブユニットとアミノアシルtRNAがmRNAに結合

⑤アミノアシルtRNAのアンチコドンと相補的な塩基対を形成

⑥メチオニン（Met）と2番目のアミノ酸がペプチド結合

⑦④～⑥の繰り返しによりポリペプチド鎖が伸長

⑧ mRNA 鎖に出現した終止コドンに終結因子（遊離因子）が結合

⑨ポリペプチド鎖，リボソーム，終結因子などが解離

⑩ポリペプチド鎖からなるタンパク質のゴルジ体への運搬・糖の修飾

CHECK! タンパク質の合成過程と RNA

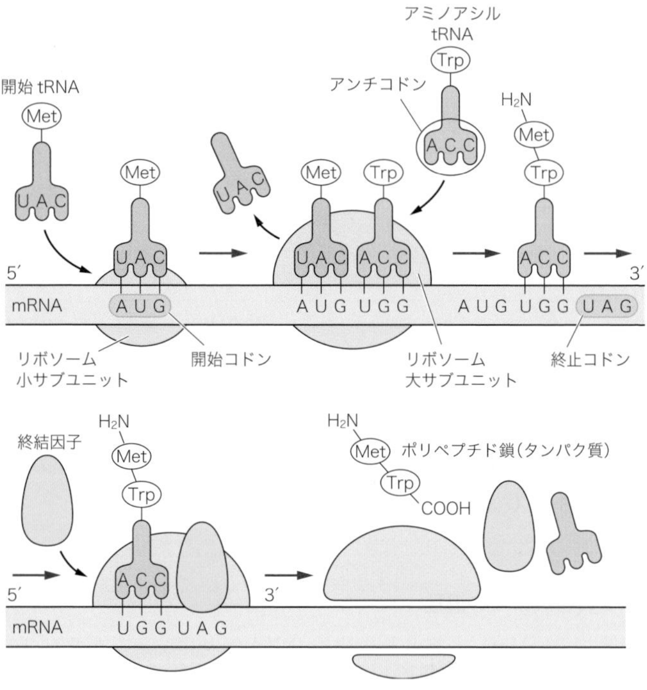

Chapter 6
遺伝性疾患と遺伝子操作

Check Point

・遺伝性疾患の種類とその発症機構を理解する.
・発がんを制御するがん遺伝子とがん抑制遺伝子について理解する.
・制限酵素とリガーゼによる DNA の切り貼りについて理解する.
・PCR 法による DNA 断片の増幅方法について説明できる.

Ⅰ. 遺伝性疾患

A 染色体異常

46 本のヒト体細胞の染色体の過不足によって生じる.

1）性染色体異常

・ターナー（Turner）症候群：X 染色体が 1 本しかない女性
・クラインフェルター（Klinefelter）症候群：X 染色体が 1 本余分にある男性

2）常染色体異常

ダウン（Down）症候群：21 番目の染色体が 3 本ある男性・女性

B 常染色体顕性（優性）遺伝性疾患

・父親・母親由来の遺伝子の一方に異常があれば発症する.
・患者と健常者の間の子どもが発症する確率は男女問わず 50％である.

ex）ハンチントン（Huntington）病，レックリングハウゼン（von Recklinghausen）病

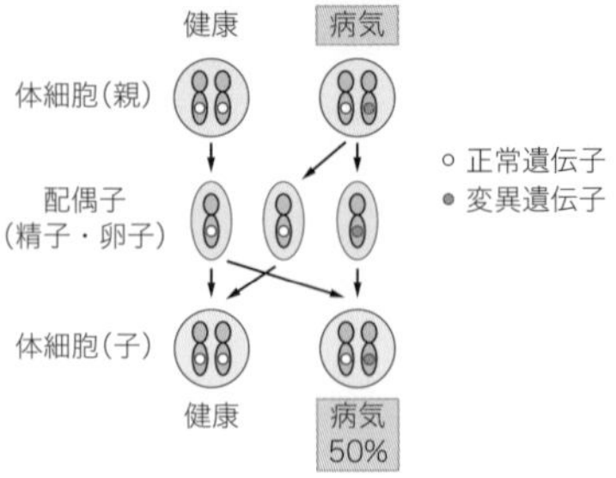

C 常染色体潜性（劣性）遺伝性疾患

・父親・母親由来の遺伝子の両方が機能しない時に発症する.

・病因を有するが発症しないものを健康保因者（キャリア）という.

・両親が健康保因者同士の子どもは25%の割合で発症する.

ex）フェニルケトン尿症

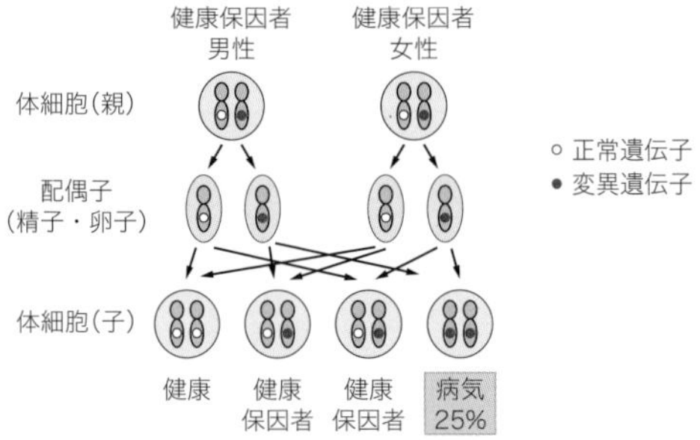

D 伴性潜性(劣性)遺伝性疾患〔X連鎖潜性(劣性)遺伝性疾患〕

・性染色体であるX染色体の遺伝子異常により発症する. ほとんどが男性において発症する.

・女性はX染色体を2本もつため, 1本が異常でも, もう1本が正常であれば発症しない. 男性はXY染色体なので, X染色体に異常があれば必ず発症する.

ex) 血友病A, 血友病B, 重症筋ジストロフィー, 無汗型外胚葉異形成症

CHECK! 伴性潜性（劣性）遺伝性疾患

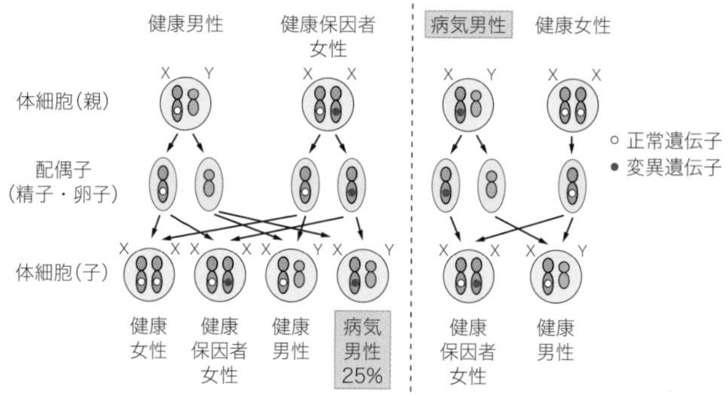

E 伴性顕性（優性）遺伝性疾患〔X連鎖顕性（優性）遺伝性疾患〕

性染色体であるX染色体遺伝子の一方に異常があれば発症する．

ex）アルポート（Alport）症候群，低リン血症性くる病

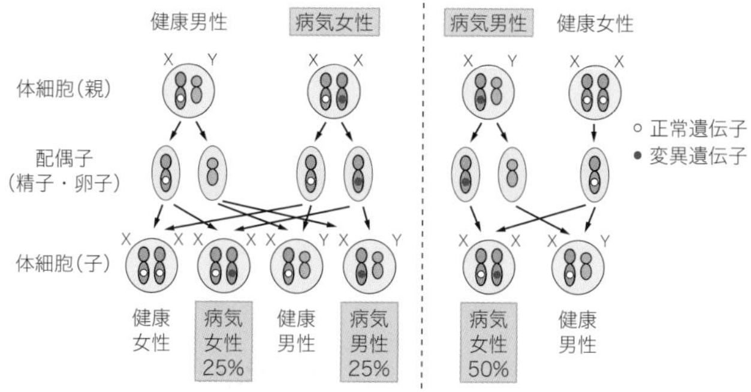

F 多因子遺伝性疾患

コレステロールや糖分の過剰摂取などの環境因子のほか，多数の遺伝子の変異により発症する遺伝性疾患である．

ex）高血圧症，糖尿病，高脂血症，痛風，悪性腫瘍（がん），骨粗鬆症（オステオポローシス）

Ⅱ．悪性腫瘍（がん）

A 多段階発がん機構

・1つの細胞に独立したDNA変異が重複して生じることによりがんが発生する．

・遺伝子変異を起こす要因としては，放射線，紫外線，化学物質，ウイルス，食物（発がん物質）などがあげられ，これに生活様式などの環境因子が加わる．

B がん原遺伝子とがん遺伝子

・正常細胞に存在するがん原遺伝子が異常をきたし，正常細胞のがん化を引き起こすものをがん遺伝子という．

・がん原遺伝子は正常細胞の分化や増殖に直接関与するタンパク質を生成する．

C がん抑制遺伝子

・がんの発生を抑制する機能を有する．

・がん抑制遺伝子が損傷されることによりがん化が引き起こされる．

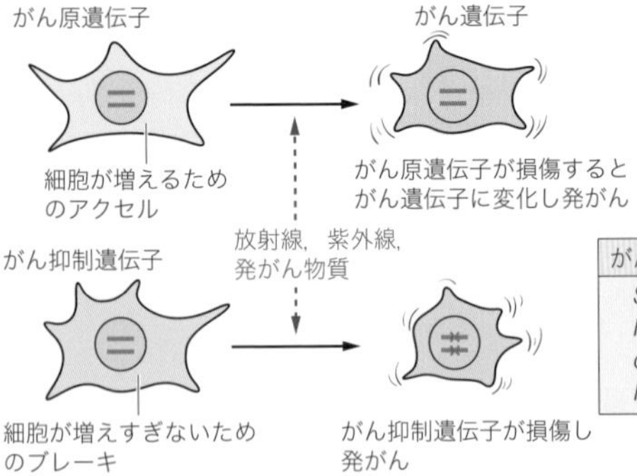

がん遺伝子	がん抑制遺伝子
Src	*p53*
H-ras	*Rb*
c-myc	
Fos	

Ⅲ．遺伝子操作

A 制限酵素

・細菌は侵入してくるウイルス DNA 上の特定の配列（4−8 塩基）を認識・分断する制限酵素を有することにより，ウイルス感染から自分自身（細菌）を防御する．

・数百種類の制限酵素により目的の DNA を自由自在に切断し，リガーゼで連結することによって，新しい DNA 断片の作製（遺伝子組換え）が可能となった．

CHECK! 制限酵素による DNA の切断

制限酵素	認識される塩基配列	切断後の末端部分
Alu I	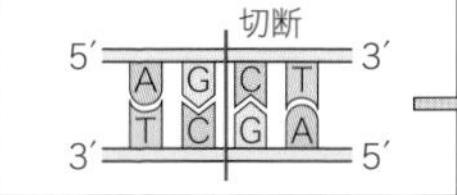	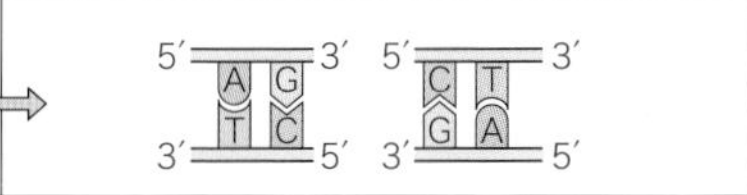
EcoR I	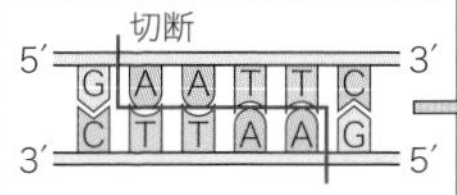	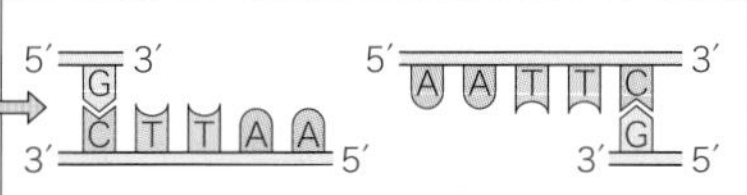

B PCR 法（ポリメラーゼ連鎖反応法）による DNA の増幅

PCR 法は，目的とする DNA 断片を短時間に大量に増やす技術である．

1）PCR 法による DNA の増幅機構

①加熱により二本鎖 DNA の塩基間水素結合を切断し解離させる．

例）95℃，10 秒

②解離した一本鎖 DNA（鋳型 DNA）に 2 種類のプライマーを結合させる（アニーリング）．

例）55℃，30 秒

③耐熱性 DNA ポリメラーゼによりプライマー断片からの DNA 合成を行う．

例）72℃，20 秒

以上のサイクルを繰り返すこと（単に温度を変化させるだけで）により，DNA 断片は指数関数的に増幅する（40 サイクル 60 分程度で 1 兆倍に増幅できる）．新型コロナウイルスの PCR 検査の場合，45 サイクルで SARS-COV-2 の DNA が増幅されない場合に陰性（ネガティブ）と判定される．

CHECK! PCR 法による DNA 断片の増幅　よくでる

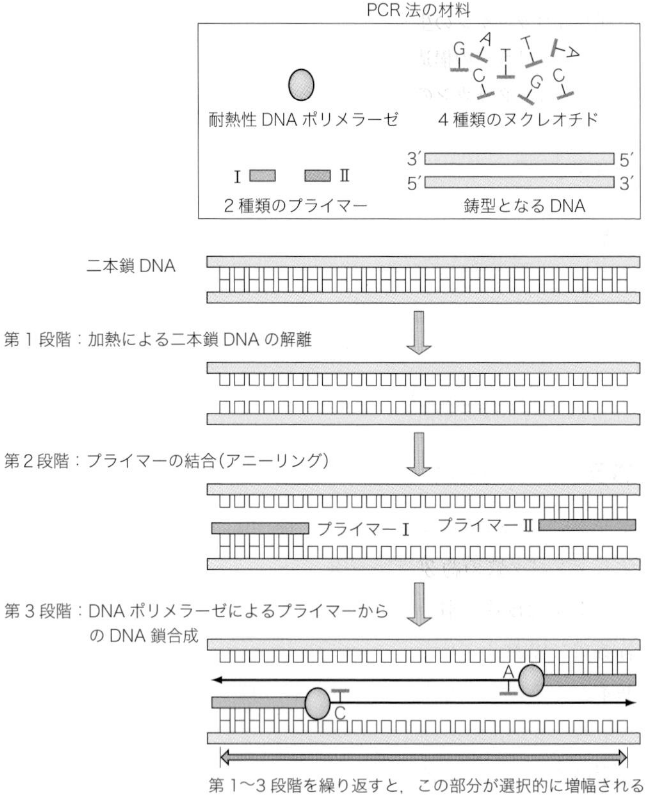

Chapter 7

結合組織

Check Point

- 結合組織の主成分であるコラーゲンの種類とそれらの分布と特徴について理解する.
- 線維形成コラーゲンの生成プロセスについて説明できる.
- プロテオグリカンの構造と機能について理解する.
- グリコサミノグリカンの種類とそれらの特徴について理解する.
- エラスチンおよびケラチンの局在について説明できる.
- 細胞接着性タンパク質の種類および特徴と細胞表面受容体（インテグリン）との結合について説明できる.
- 細胞外マトリックス成分の分解に関与する酵素の種類と特徴について理解する.

Ⅰ. コラーゲン

A コラーゲンの種類

- コラーゲンは哺乳動物では最も存在量が多いタンパク質で, 身体を構成するタンパク質の約30%を占める.
- コラーゲンは皮膚, 骨, 腱, 軟骨, 歯（エナメル質を除く）などの主な線維成分であるだけでなく, ほとんどすべての器官に存在し, 器官の基本骨格の構築と機能に重要な役割を果たしている.
- コラーゲン分子は20種類以上存在する. それぞれの分子種はローマ数字を用いて, Ⅰ, Ⅱ, Ⅲ……と示される.

B 線維形成コラーゲン分子の構造

・Ⅰ型，Ⅱ型，Ⅲ型，Ⅴ型コラーゲンなどはいずれも分子がおよそ1/4ずつずれた，特有の周期をもった微小原線維を形成するので，線維形成コラーゲンとよぶ．

・Ⅰ型コラーゲンは，皮膚，骨，腱，象牙質，セメント質の有機質主成分である．2本の$\alpha 1$(Ⅰ)鎖と1本の$\alpha 2$(Ⅰ)鎖から構成されている．

・Ⅱ型コラーゲンは，軟骨の主成分であり，肥大軟骨細胞が合成するⅩ型コラーゲン（短鎖コラーゲン）と共存する．

・Ⅲ型およびⅤ型コラーゲンは，Ⅰ型コラーゲンと共存している．

CHECK! 各種コラーゲンの組織分布と関連疾患

各種コラーゲン遺伝子の変異により，骨形成不全症，Ehlers-Danlos 症候群（皮膚，関節，血管などの脆弱化を特徴とする），軟骨形成不全症などが発症する．

型	組織分布	関連疾患
線維形成コラーゲン		
Ⅰ	皮膚，骨，象牙質，セメント質，腱	骨形成不全症 象牙質形成不全症 Ehlers-Danlos 症候群
Ⅱ	軟骨	軟骨無発生症
Ⅲ	Ⅰ型と共存	Ehlers-Danlos 症候群
Ⅴ	Ⅰ型と共存	Ehlers-Danlos 症候群
基底膜コラーゲン		
Ⅳ	各種基底膜	
短鎖コラーゲン		
Ⅹ	肥大軟骨層	軟骨形成不全症

C 線維形成コラーゲンの生成

CHECK! よくでる

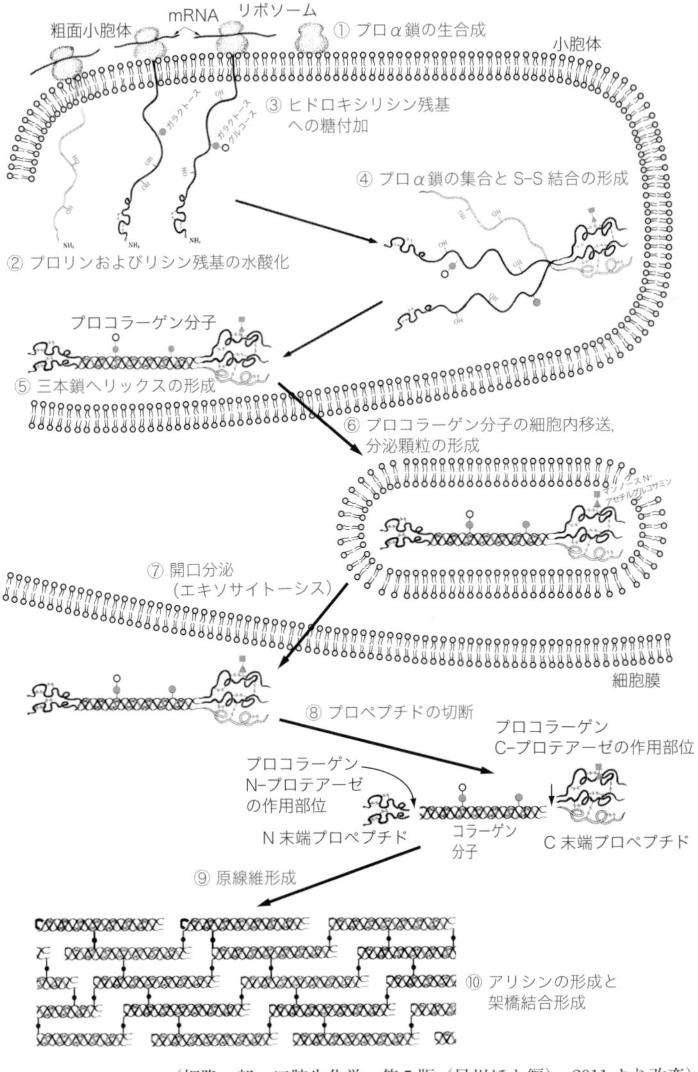

(畑隆一郎, 口腔生化学, 第 5 版 (早川ほか編), 2011 より改変)

①コラーゲン分子を構成する各種プロα鎖は，一般的な分泌タンパク質の生合成と同じプロセスにより，粗面小胞体に結合したリボソーム上で生合成される．

②プロリンおよびリシン残基（アミノ酸）の水酸化反応は，プロリル 4-ヒドロキシラーゼ，プロリル 3-ヒドロキシラーゼおよびリシルヒドロキシラーゼという 3 つの水酸化酵素が関与する．この水酸化反応には，ビタミン C（アスコルビン酸）が必要である．

③水酸化反応によって生じたヒドロキシリシン残基には，ガラクトースとグルコースが結合する．この反応にはガラクトシルトランスフェラーゼとグルコシルトランスフェラーゼとよばれる 2 つの転移酵素が関与する．

④プロα鎖が集合し，ジスルフィド結合（S-S 結合）を形成する．

⑤ 3 本のα鎖により，三本鎖へリックス構造を呈するプロコラーゲン分子が形成される．

⑥リボソーム上のプロコラーゲン分子は，ゴルジ体由来の膜構造に囲まれた分泌顆粒に取り込まれ，細胞内移送される．

⑦開口分泌（エキソサイトーシス）によって細胞外に放出される．

⑧細胞外へ分泌されたプロコラーゲン分子の N 末端および C 末端プロペプチドは，プロテアーゼによって切断される．

⑨コラーゲン原線維の基本単位であるコラーゲン分子が形成される．

⑩コラーゲン分子のリシン残基（またはヒドロキシリシン残基）が，リシルオキシダーゼの作用で，アリシン（またはヒドロキシアリシン）となる．

アリシンは，アルドール縮合やシッフ塩基形成を介して，コラーゲン分子内および分子間での架橋結合を形成させる．架橋結合は，コラーゲン線維の強化に重要な役割を果たしている．

D 線維形成コラーゲン分子の特徴

・3 本のポリペプチド鎖（α鎖）で形成される安定な三本鎖ヘリックス構造をもつ．三本鎖ヘリックス構造はコラーゲン分子に強度を与える．

・グリシン含量が高く，全アミノ酸の約 1/3 を占める．またプロリンも通常のタンパク質に比べるとはるかに多く，全アミノ酸の 2 番目に多い．

・他のタンパク質にほとんど存在しないアミノ酸であるヒドロキシプロリンとヒドロキシリシンを含む．

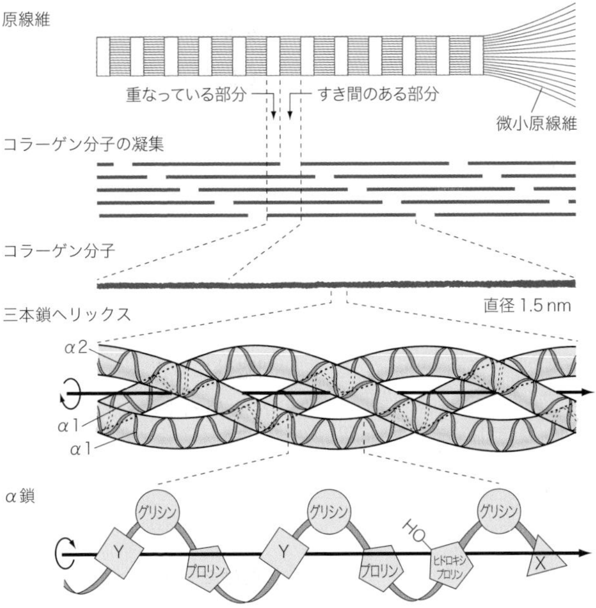

コラーゲンの原線維からα鎖まで

（Prockop DJ & Guzman NA，1977 より畑隆一郎，2011 改変）

E コラーゲンの変性

コラーゲン線維を加熱すると，55 ～ 60℃以上でコラーゲン分子のヘリックス構造が壊れて，ゼラチンとよばれる不規則なランダムコイル状の構造に変化（変性）する．

CHECK!　コラーゲンの熱変性による構造変化（ゼラチン化）

ゼラチンは，タンパク質分解酵素（ゼラチナーゼ）により，さらに低分子化される．

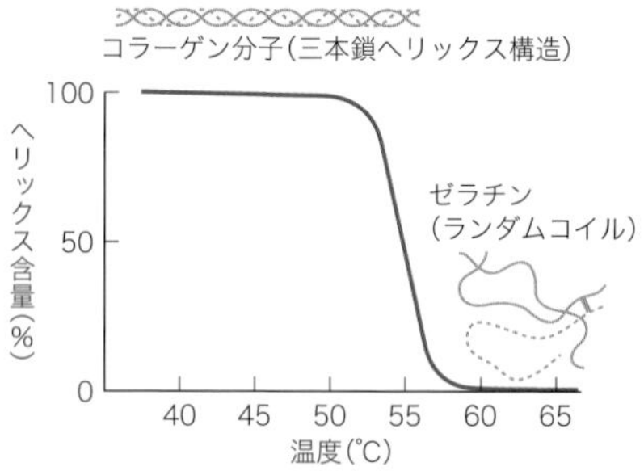

F 基底膜コラーゲン

基底膜の主要骨格成分はⅣ型コラーゲンであり，ラミニン，エンタクチン，パールカン（ヘパラン硫酸プロテオグリカン）と相互に作用して基底膜の網目構造を形成している．

CHECK!　基底膜の分子構造モデル

Ⅳ型コラーゲンの網目構造と細胞接着性タンパク質であるラミニンの網目構造が結合し，パールカンとエンタクチンにより補強される．

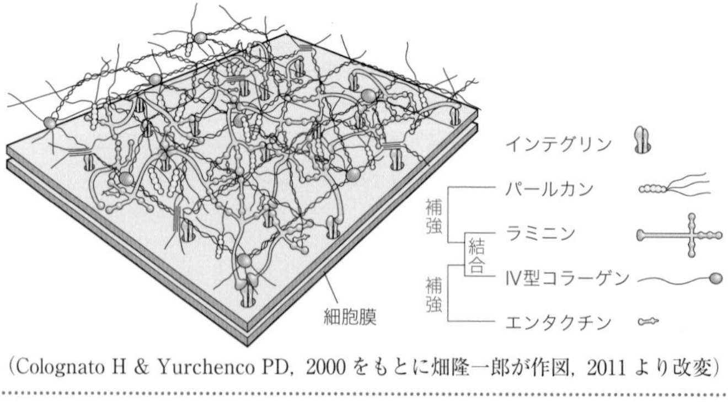

（Colognato H & Yurchenco PD, 2000 をもとに畑隆一郎が作図，2011 より改変）

Ⅱ．プロテオグリカンとグリコサミノグリカン

A プロテオグリカンの構造と役割

・プロテオグリカンは，皮膚，軟骨，骨，靱帯といった結合組織に豊富に存在する．

・プロテオグリカンはコアタンパク質とよばれる骨格の役割を果たす1本のポリペプチド鎖をもち，これに二糖の繰り返し構造からなるグリコサミノグリカン（GAG）鎖が，オリゴ糖を介して結合している．

・分子内に水酸基（-OH）が多いので，大量の水と結合して粘稠なゲルを形成し，最大容積の20%にあたる容積に圧縮されている．関節軟骨に加わる圧迫性の負荷を吸収するクッションの役割を果たしている．

・粘性が大きいので，関節液内で潤滑液の役目を果たしている．

・軟骨にプロテオグリカンの含量が高いことで，硫酸基にカルシウムイオンが結合することにより，石灰化（ヒドロキシアパタイトの形成）を抑制している．

CHECK! プロテオグリカンの構造

グリコサミノグリカン鎖は，六炭糖由来のヘキソサミンとヘキスロン酸（またはガラクトース）からなる二糖の繰り返し構造を有し，これらの多くが硫酸化しているのが特徴である．

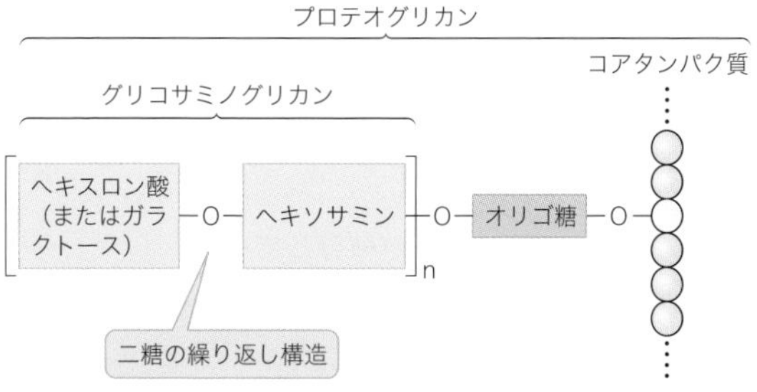

B プロテオグリカンの種類

1）アグリカン

・アグリカンは，コンドロイチン硫酸とケラタン硫酸からなる軟骨に特徴的な大型のプロテオグリカンである．

・軟骨乾燥重量の約50%を占める．

・リンクタンパク質を介してヒアルロン酸と結合し，巨大な集合体を形成している．

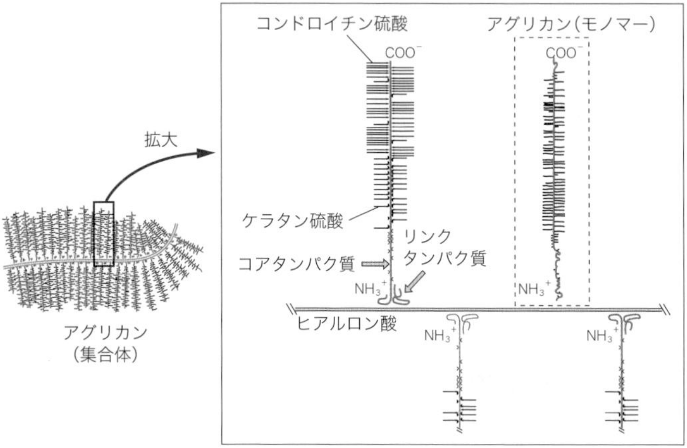

（金森，口腔生化学サイドリーダー，第6版，学建書院，2016）

2）デコリン

・デコリンは，1本のグリコサミノグリカン（GAG）鎖をもち，コラーゲン線維と結合している小型のプロテオグリカンである．

・骨芽細胞や線維芽細胞が分泌する．

3）パールカン

・コアタンパク質にヘパラン硫酸が結合している．

・コアタンパク質は球状領域を有し，真珠（パール）が連なったような像を呈することから，パールカンという．

・ヘパラン硫酸鎖は，ラミニンやⅣ型コラーゲンとも結合するので，基底膜の形成に重要な役割を果たしている．

C グリコサミノグリカン（GAG）の種類

1）コンドロイチン硫酸

・体内で最も豊富なグリコサミノグリカンで，広く結合組織（軟骨，骨，象牙質など）に存在している．

・硫酸基の位置により，コンドロイチン 4-硫酸とコンドロイチン 6-硫酸に分けられる．

2）ヒアルロン酸

・ほとんどの結合組織に存在し，巨大分子として多量の水分子と結合している．

・眼球のガラス体や関節液中にも含まれ，潤滑作用を果たしている．

3）ケラタン硫酸

・角膜，軟骨，骨に存在する．

4）ヘパリン

・マスト細胞（肥満細胞）で合成され，細胞内に貯蔵される．

・血液凝固因子活性を阻害し，抗血液凝固作用を示す．

ヒト組織中のグリコサミノグリカンの構造と分布

種　類	化学構造式	分　布
コンドロイチン 4-硫酸	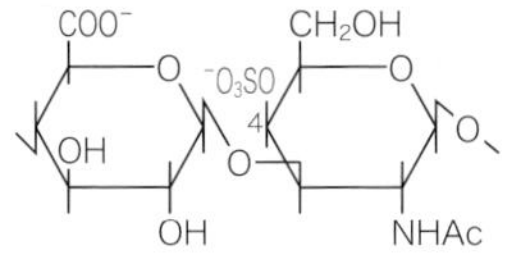	軟骨，骨，象牙質
コンドロイチン 6-硫酸	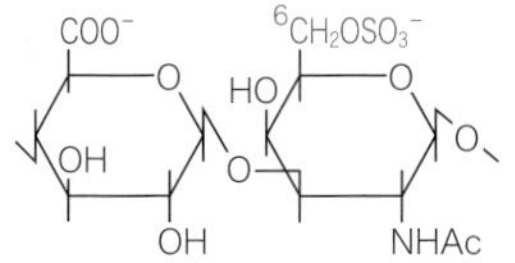	軟骨
ヒアルロン酸		眼球のガラス体，関節液
ケラタン硫酸		角膜，椎間板，軟骨，骨
ヘパリン		マスト細胞（肥満細胞）

＊化学構造式の赤字は硫酸化の起きている部位

Ⅲ．エラスチン

・ほとんどの結合組織に，コラーゲンおよびプロテオグリカンと一緒に存在する弾性線維の主要タンパク質である．
・弾性を示す血管壁（特に大動脈）や靱帯には多量に含まれている．

Ⅳ．上皮とケラチン

・上皮組織は外胚葉性の表在組織である．その機能によって保護上皮，分泌上皮，吸収上皮の3つに分類される．
・代表的な保護上皮は，爪，毛髪，羽毛などの付属器官を伴った皮膚である．保護上皮には角化するものとしないものがある．
・基底膜に接触している上皮細胞は，たえず脱落している最外層の角化細胞を補充するために分裂している．
・咀嚼粘膜上皮は角化してケラチン層で覆われるが，歯肉溝上皮や歯槽粘膜上皮は角化しない．
・ケラチンは，上皮細胞によって合成され，細胞内に蓄積される不溶性のタンパク質である．

CHECK!　細胞内におけるケラチンの存在様式（→ Chapter 3　p.17 参照）

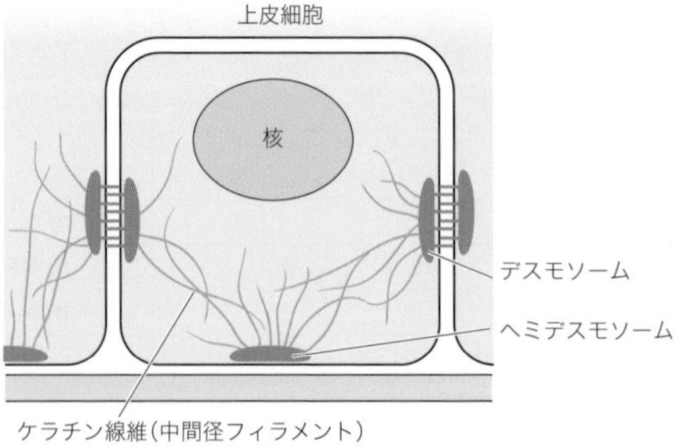

Ⅴ．細胞接着性タンパク質とその受容体（インテグリン）

・細胞接着性タンパク質が有する細胞結合領域（RGD という 3 つのアミノ酸配列）が，細胞膜表面に存在するインテグリンとよばれる受容体と結合する．

・フィブロネクチン，ビトロネクチン，ラミニン，コラーゲン，オステオポンチンなどは，その構造中に細胞結合領域（RGD 配列など）を有しているので，細胞接着性タンパク質と総称される．

・細胞の接着シグナルは，細胞の増殖および分化を制御し，生命現象を司る．

R：アルギニン
G：グリシン
D：アスパラギン酸

よくでる

CHECK! インテグリンと細胞接着性タンパク質との結合

細胞膜を貫通して存在するインテグリン（αおよびβからなる二量体）は，RGD 配列などを有する細胞接着性タンパク質と結合する．

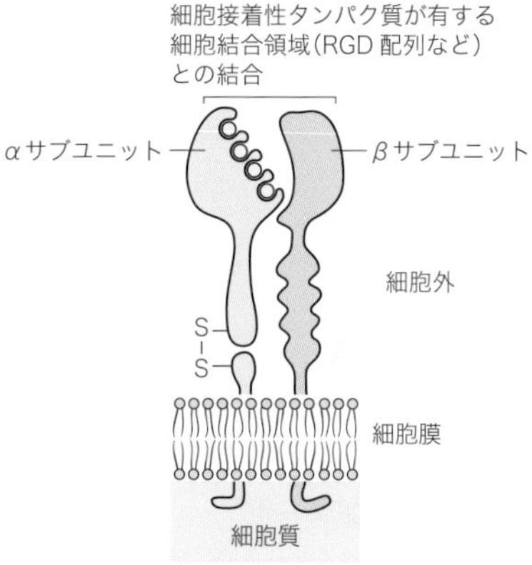

Ⅵ．結合組織の分解

A 細胞外マトリックス成分の分解

・細胞外マトリックス成分の分解には，中性 pH で作用するマトリックス金属プロテアーゼ（MMP）およびセリンプロテアーゼが関与する．

・急激な組織吸収が進行している場では，貪食機能を伴う細胞内のリソソーム酵素による加水分解が行われる．

・破骨細胞による骨吸収環境下では，酸性条件下で，カテプシンKによる骨基質タンパク質の分解が行われる．

B 各種タンパク質分解酵素

1）マトリックス金属プロテアーゼ（MMP）

・MMPは，現在，ヒトで22種類以上の存在が知られている．

・間質コラゲナーゼ（MMP-1）は，コラゲナーゼ3（MMP-13）とともに，コラーゲン分子を三本鎖ヘリックス構造のままでN末端からおよそ3/4の部位で切断する．

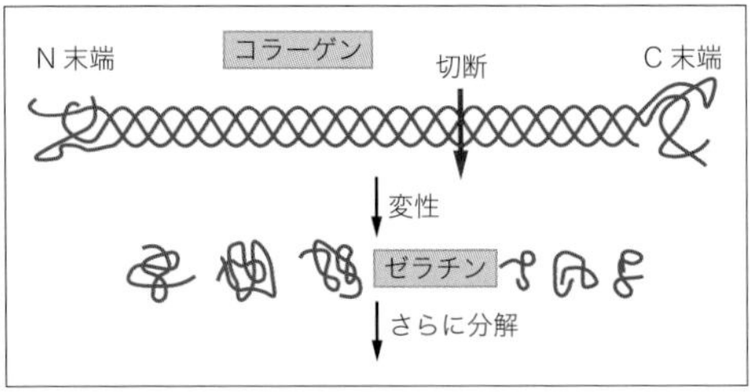

MMPによるコラーゲンの分解

・エナメライシン（MMP-20）は幼若エナメル質に存在するアメロゲニンやアメロブラスチンを分解し，エナメル質の成熟化（石灰化）に関与する．

2）細菌性コラゲナーゼ

・ガス壊疽菌など細菌が産生する細菌性コラゲナーゼは，コラーゲン分子のヘリックス構造部分を200か所以上で切断する．

3）グリコサミノグリカンの分解

・各種マトリックス金属プロテアーゼが作用する．

分解酵素が遺伝的に欠損すると，ムコ多糖異常症が発症する．ムコ多糖異常症は，グリコサミノグリカンの組織への蓄積を特徴とする疾患群で，骨や歯などの異常や知能障害が認められる．

Chapter 8
骨・歯・歯周組織

Check Point

・軟骨，骨，象牙質およびエナメル質に含まれる各種タンパク質の種類とそれらの特徴について理解する．
・γ-カルボキシグルタミン酸（Gla）の生成プロセスを説明できる．
・歯周組織（歯肉，歯根膜，セメント質，歯槽骨）の構造と組成について説明できる．

Ⅰ．骨と歯の無機成分と有機成分

A 軟骨の組成

・軟骨の石灰化度は低く3%（無機質）であり，残り70%が水分，27%が有機質である．
・有機質には，Ⅱ型およびX型コラーゲンとプロテオグリカンなどが含まれる．

B 骨の組成

・骨の組成の70%はカルシウムとリン酸の化合物であるヒドロキシアパタイトであり，20%が有機質，残り10%が水分である．
・骨の有機質の90%はⅠ型コラーゲンであり，残りの10%は非コラーゲン性タンパク質とプロテオグリカンである．
・非コラーゲン性タンパク質は，含有量の多い順に，オステオネクチン，血清タンパク質，オステオカルシン，骨シアロタンパク質，オステオポンチン，象牙質マトリックスタンパク質1などである．

CHECK! 軟骨，骨，歯の無機質，有機質および水分含量　よくでる

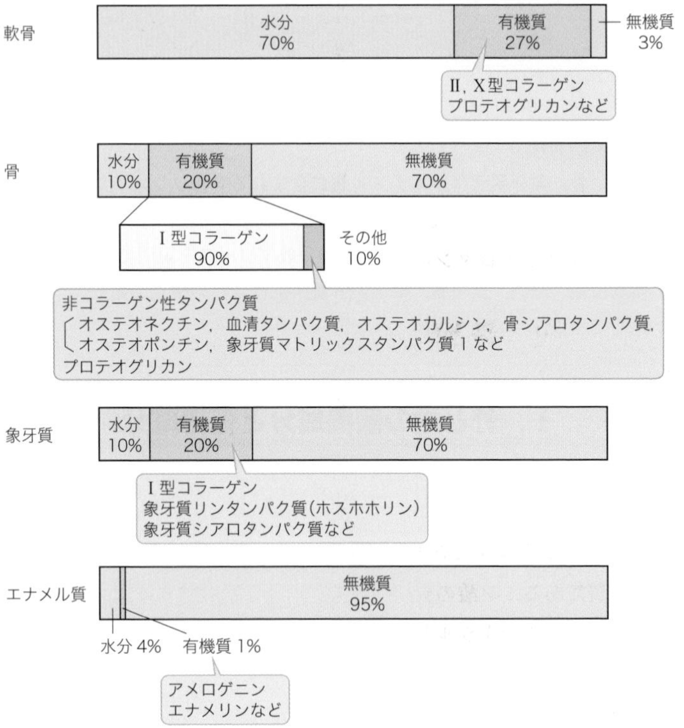

C 歯の組成

歯は，エナメル質，象牙質，セメント質，歯髄という由来の異なる組織から構成されている．

1) エナメル質

・エナメル質は表皮外胚葉性の組織で，成熟エナメル質の 95％は無機質であり，石灰化度が高い．残り 5％が有機質（コラーゲンは存在しない）と水分である．

・成熟エナメル質にはアメロゲニン，エナメリンおよびアメロブラスチン（シースリン）というエナメル質に固有なタンパク質が存在する．

2）象牙質

・象牙質とセメント質は，いずれも神経堤由来の外胚葉性間葉の組織である．

・象牙質の組成の70％は無機質であり，20％が有機質（Ⅰ型コラーゲンが主体），残り10％が水分である．

・象牙質固有のタンパク質として，象牙質リンタンパク質（ホスホホリン）と象牙質シアロタンパク質が存在する．

Ⅱ．骨と歯に特異的なタンパク質

A オステオカルシン（骨 Gla タンパク質：BGP）

・骨組織にのみ（象牙質には少量）含まれる非コラーゲン性のタンパク質（骨芽細胞および象牙芽細胞が合成）である．

・γ-カルボキシグルタミン酸（Gla）を含む酸性タンパク質である．

・Glaは，グルタミン酸のγ位に，ビタミンK依存性カルボキシラーゼの作用で，カルボキシル基（COO^-）が1つ追加されて生じる．

・Glaを含むタンパク質は，オステオカルシンのほかに，マトリックスグラタンパク質（MGP）（硬組織以外に広く存在）およびプロトロンビン（血液凝固因子）がある．

・ビタミンDは，骨基質タンパク質であるオステオカルシン（骨Glaタンパク質），マトリックスグラタンパク質（MGP），オステオポンチン（硬組織以外に広く存在），Ⅰ型コラーゲンなどの遺伝子発現を直接促進し，その生成を促進する．

血栓形成を阻止する

・ビタミンKはプロトロンビンの合成を促進し，抗血液凝固剤であるワーファリンの作用を減弱させる．そのためワーファリン服用者はビタミンKを多く含む納豆（納豆菌は腸内でビタミンKをさらに合成する）を食べてはいけない．

CHECK!　よくでる

γ-カルボキシグルタミン酸（Gla）残基の合成にビタミンKは必須である．

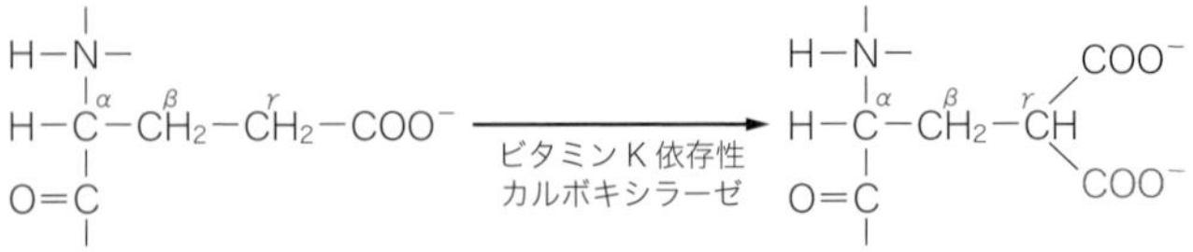

グルタミン酸（Glu）　　γ-カルボキシグルタミン酸（Gla）

B 骨シアロタンパク質

・骨芽細胞，骨細胞および象牙芽細胞で合成される．

・シアル酸（糖の一種で *N*-アセチルノイラミン酸ともいう）を含む糖タンパク質で，グルタミン酸を多く含む酸性タンパク質である．

・RGD配列を有する接着性タンパク質である．

C 象牙質マトリックスタンパク質1（DMP-1）

・象牙芽細胞，骨芽細胞およびセメント芽細胞で合成される．

・グルタミン酸およびアスパラギン酸を多く含む酸性タンパク質である．

・RGD配列を有する接着性タンパク質である．

・セリンが多数リン酸化されているリン酸化タンパク質である．

CHECK!　プロテインキナーゼによるタンパク質のリン酸化

リン酸をセリンやトレオニンの側鎖（R）に結合させる酵素がキナーゼである．逆の反応である脱リン酸反応（リン酸を生成）を触媒する酵素はホスファターゼである（→ Chapter 11　p.83 参照）．

タンパク質　　リン酸化タンパク質

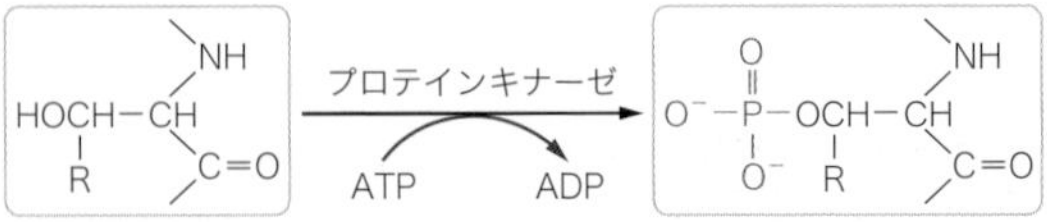

D 象牙質シアロリンタンパク質

・象牙芽細胞で合成され，象牙質中の非コラーゲン性タンパク質として最も多く存在する．

・象牙質リンタンパク質（ホスホホリン）と象牙質シアロタンパク質は，1つの遺伝子発現産物で，1本のポリペプチド鎖（象牙質シアロリンタンパク質）として合成された後，タンパク質分解酵素で切断される．

・象牙質リンタンパク質（ホスホホリン）は，アスパラギン酸とセリンで全アミノ酸の8割強を占め，さらにセリンのほとんどがリン酸化されたホスホセリンになっているため，強酸性タンパク質かつリン酸化タンパク質である．

・象牙質シアロタンパク質は，シアル酸を含む糖タンパク質で，グルタミン酸やアスパラギン酸を多く含む酸性タンパク質である．

・象牙質シアロリンタンパク質の遺伝子異常により，象牙質形成不全症を発症する．

CHECK! 象牙質シアロタンパク質と象牙質リンタンパク質の生成

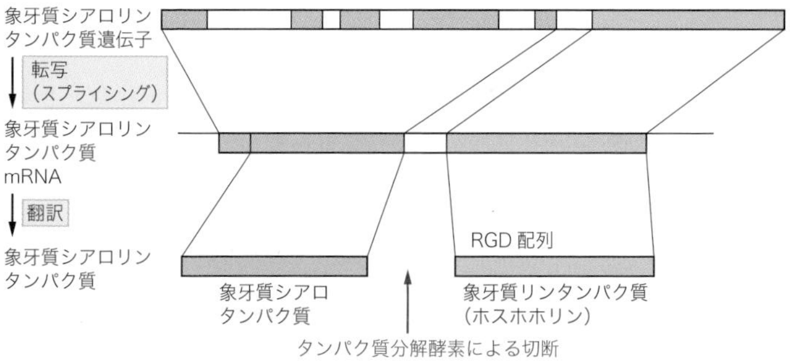

CHECK! 酸性タンパク質

オステオカルシン，骨シアロタンパク質，象牙質マトリックスタンパク質1（DMP1），象牙質シアロリンタンパク質（ホスホホリン），アメロゲニン，エナメリン

CHECK!

象牙質マトリックスタンパク質 1（DMP-1）および象牙質リンタンパク質（ホスホホリン）は RGD 配列を有する細胞接着性タンパク質であり，細胞表面に存在するインテグリンと結合する（→ Chapter 7　p.57 参照）.

CHECK! RGD 配列を有する細胞接着性タンパク質　よくでる

骨シアロタンパク質
オステオポンチン
象牙質マトリックスタンパク質 1
象牙質リンタンパク質（ホスホホリン）
フィブロネクチン
ビトロネクチン
ラミニン
コラーゲン

E アメロゲニン

・エナメル芽細胞で合成される.
・幼若エナメル質は石灰化度が 70％ほどで，エナメル質の成熟とともにアメロゲニンなどのタンパク質は低分子化され，そのほとんどが消失する（→ Chapter 11　p.86 参照）.
・グルタミン酸を多く含む酸性タンパク質である.
・アメロゲニンの遺伝子異常により，エナメル質形成不全症を発症する.

F エナメリン

・エナメル芽細胞で合成される.
・グルタミン酸やアスパラギン酸を多く含む酸性タンパク質である.
・成熟エナメル質のアパタイト表面に強く結合する（→ Chapter 11　p.81 参照）.

Ⅲ．歯周組織の構造と組成

A セメント質

・神経堤由来の外胚葉性間葉から分化したセメント芽細胞によって形成される．

・歯根膜のコラーゲン線維の一端がセメント質内に埋没されている．

・細胞成分が少ないうえに脈管がなく，生理的な改造現象がみられない．

・吸収に対して骨よりも強い抵抗性を示し，矯正歯科治療を可能にしている．

B 歯根膜 よくでる

・セメント質と同様，外胚葉性間葉由来の歯根膜細胞により形成され，歯の歯槽骨内への固定および咬合によって生じる強大な圧力を緩衝する．

・歯根膜コラーゲンの生物学的半減期は1日であり，歯肉（5日），歯槽骨（6日），皮膚（15日）に比べ，コラーゲン代謝が活発である．

・Ⅰ型コラーゲンやプロテオグリカンなどを含む．

> ペリオスチンは歯根膜や骨膜に存在し，骨や歯の再生に必要なタンパク質である．

C 歯槽骨

上下顎骨の歯が植立している部分を歯槽骨といい，皮質骨と海綿骨からなる．

D 歯肉

表皮外胚葉性の上皮と外胚葉間葉由来の結合組織から構成されている．上皮は非コラーゲン性タンパク質および基底膜成分が主体であり，結合組織はコラーゲンと非コラーゲン性タンパク質からなる．

Chapter 9

血清カルシウム代謝

Check Point

- 血清カルシウム濃度の恒常性の維持には，十二指腸，骨，腎臓の 3 つの臓器が関与する．
- カルシトニン，副甲状腺ホルモン（PTH），活性型ビタミン D の 3 つのカルシウム調節ホルモンの生成プロセスと構造，それぞれの相互作用を理解する．

Ⅰ．血清カルシウム濃度の恒常性

A 血清カルシウム濃度の恒常性の維持

- 血清カルシウム濃度は，血清 1 dL あたり 10 mg 前後に維持されている（血清カルシウム濃度の恒常性）．約半分を占める透析性カルシウム＝イオン化カルシウム＝遊離カルシウム濃度が生理作用に関与
- 血清カルシウム濃度の恒常性を維持するために，骨はカルシウムを取り込み（骨形成），同量のカルシウムを血中に動員（骨吸収）する．

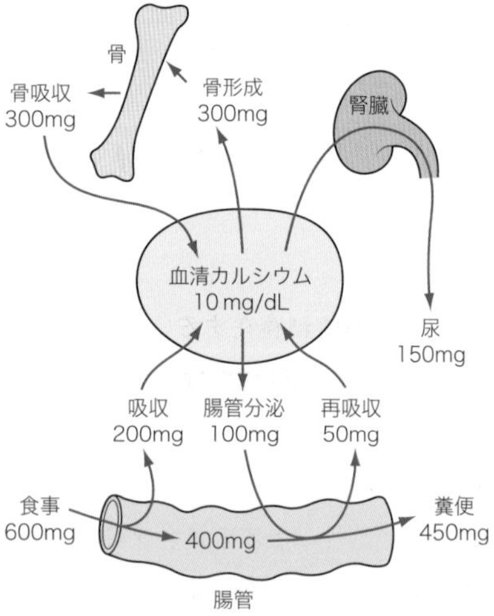

1 日のカルシウムの動き（日本人成年男子平均）

B 血清カルシウム代謝調節器官

体内のカルシウムの移動には，取り込み口としての十二指腸，貯蔵庫としての骨，排泄口としての腎臓の3つの臓器がかかわっている．これらを血清カルシウム代謝調節器官という．

カルシウム調節ホルモンの標的器官

	標的器官		
	十二指腸	骨	腎　臓
活性型ビタミンD	●	●	*
副甲状腺ホルモン		●	●
カルシトニン		●	

* 腎臓から分泌される活性型ビタミンDは腎臓に作用し，自らの過剰産生を抑制する．

CHECK!　血清カルシウム代謝調節器官

・十二指腸（取り込み口）
・骨（貯蔵庫）
・腎臓（排泄口）

Ⅱ．カルシトニン

カルシトニンは32個のアミノ酸からなるペプチドホルモンである．破骨細胞に特異的に存在する細胞膜受容体に結合し，血清カルシウム濃度を低下させる．哺乳類では甲状腺から分泌される．

A カルシトニンの分泌細胞

カルシトニン分泌細胞は，甲状腺ホルモン（サイロキシン）を合成する濾胞細胞の間に存在するC細胞（傍濾胞細胞）である．

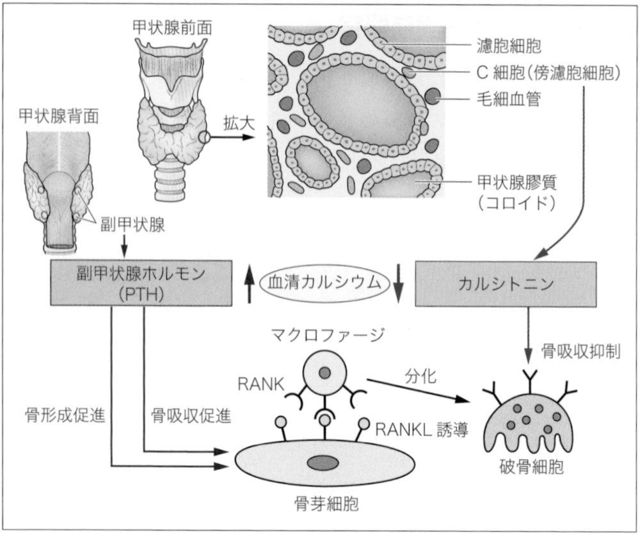

カルシトニンと副甲状腺ホルモン（PTH）の血清カルシウム調節作用

B カルシトニンの作用

- 血清カルシウム値が上昇するとカルシトニンの分泌量は増加し，血清カルシウム値が低下するとカルシトニンの分泌量は減少する．
- カルシトニン受容体をもつ細胞は破骨細胞のみである．
- 破骨細胞にカルシトニンを作用させると，破骨細胞の波状縁の動きが停止し，破骨細胞による骨吸収が阻止される．
- カルシトニンの作用は，アデニレートシクラーゼの活性化によって産生されるサイクリック AMP（cAMP）を介する．

CHECK!　よくでる

甲状腺 C 細胞が分泌するカルシトニンは，破骨細胞に直接作用し，血清カルシウム濃度を低下させる唯一のホルモンである．鳥類・魚類の活性は哺乳類に比べて高い．

Ⅲ．副甲状腺ホルモン（PTH）

・上皮小体ホルモンともいう．84 個のアミノ酸からなるペプチドホルモンであり，副甲状腺から分泌される．
・PTH の作用は，カルシトニンと同様，サイクリック AMP を介する．
・PTH の標的器官は骨と腎臓である．

A 副甲状腺ホルモン（PTH）の分泌細胞

副甲状腺は PTH を合成・分泌する唯一の器官であり，甲状腺背面に左右 2 個ずつ，合計 4 個存在する．

B 副甲状腺ホルモン（PTH）の腎臓での作用

PTH の腎臓での作用は，①ビタミン D の活性化の促進，②カルシウムの再吸収の促進，③リン酸の再吸収の抑制（血中リン濃度の低下作用），である．

CHECK! 副甲状腺ホルモン（PTH）の腎臓での作用　よくでる

①ビタミン D の活性化（1 α－水酸化酵素の活性化）の促進（血清カルシウム濃度の上昇）
②カルシウムの再吸収の促進（血清カルシウム濃度の上昇）
③血中リン濃度の低下作用（リン酸再吸収の抑制）

C 副甲状腺ホルモン（PTH）の骨での作用

・PTH の骨での作用はすべて骨芽細胞を介して発現される．
・PTH は骨芽細胞膜上にある PTH 受容体に作用し，破骨細胞分化因子（RANKL）の発現を誘導し，破骨細胞の形成および活性化を促進する．
・PTH は骨芽細胞に直接作用し，骨形成を促進する．

CHECK! 副甲状腺ホルモン（PTH）の骨での作用　よくでる

骨芽細胞を介して骨吸収を促進するとともに，直接，骨形成を促進する．

Ⅳ．活性型ビタミンＤ

A 活性型ビタミンＤの合成プロセス

・ビタミンＤの前駆体であるプロビタミンＤ（7- デヒドロコレステロール）は，アセチル CoA を材料とする．プロビタミンＤはコレステロールの前駆体でもあり，表皮細胞で紫外線照射によってビタミンD_3に代謝される．

・ビタミンD_3は肝臓で 25-水酸化酵素により側鎖の 25 位が水酸化されて，25-ヒドロキシビタミンD_3〔$25(OH)D_3$〕となる．

・25-ヒドロキシビタミンD_3〔$25(OH)D_3$〕は腎臓で1α- 水酸化酵素により1α-位が水酸化され，$1\alpha,25(OH)_2D_3$（活性型ビタミンＤ）に最終代謝される．

CHECK! 活性型ビタミンＤを生成する 2 種類の水酸化酵素　よくでる

25- 水酸化酵素（肝臓）と 1α- 水酸化酵素（腎臓）

B 活性型ビタミンＤの小腸と骨での作用

・活性型ビタミンＤは，小腸でのカルシウム吸収を促進する．

・骨芽細胞の核内に存在するビタミンＤ受容体に作用し，破骨細胞分化因子（RANKL）の骨芽細胞膜における発現を誘導し（PTH と同様），破骨細胞の形成および活性化を促進する．

・骨芽細胞において各種のタンパク質（オステオカルシン，マトリック

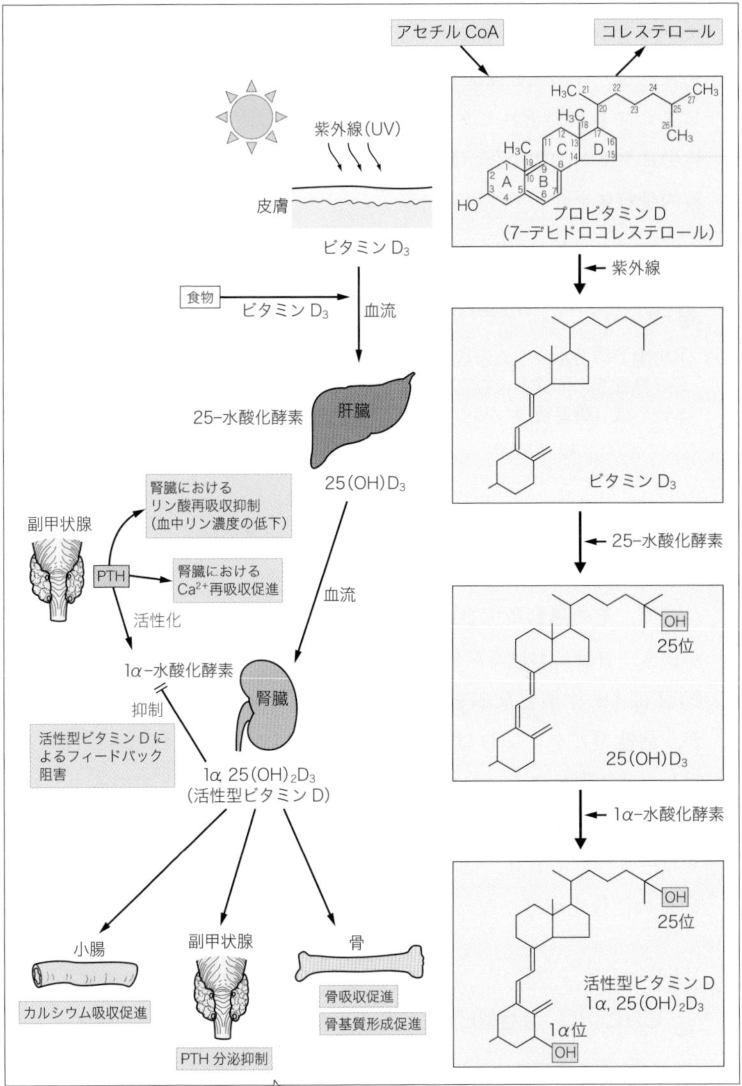

ビタミン D の生成プロセス　よくでる

スグラタンパク質，オステオポンチン，Ⅰ型コラーゲンなど）の産生を促進し，骨形成を促進する．

・ビタミンDは脂溶性ビタミンであるが，その活性型代謝産物である活性型ビタミンD〔$1\alpha,25(OH)_2D_3$〕はステロイド系ホルモンに分類され，核内受容体を介して作用を発現する．

CHECK! 活性型ビタミンDの作用　よくでる

①小腸でのカルシウム吸収の促進
②破骨細胞の形成および活性化の促進
③骨形成（骨基質タンパク質合成）の促進

C 活性型ビタミンDの産生調節作用

・活性型ビタミンDはきわめて強力な血清カルシウム濃度上昇作用をもつので，その過剰産生を抑制するためネガティブフィードバック機構が働き，腎臓における産生が阻害される．

・PTHは1α-水酸化反応を促進して活性型ビタミンD合成を促進するが，活性型ビタミンDは，副甲状腺に対してPTH分泌の抑制作用を有し，活性型ビタミンDの産生を二重にコントロールしている．

・腎臓における水酸化反応は，血清カルシウム濃度によって厳格にコントロールされており，低カルシウム血症の場合にのみ腎臓でのビタミンDの活性化が起こる．

CHECK! 活性型ビタミンDのネガティブフィードバック機構

高カルシウム血症になると腎臓におけるビタミンDの活性化が抑制される．

Chapter 10

骨形成

Check Point

- 硬組織形成細胞の分化機構を説明できる.
- 膜内骨化と軟骨内骨化のプロセスを理解する.
- 軟骨細胞と骨芽細胞の特異形質を説明できる.
- 軟骨細胞と骨芽細胞の分化を促す骨誘導因子（BMP）の役割を理解する.
- 各種骨粗鬆症治療薬について説明できる.

I．未分化間葉系細胞から硬組織形成細胞への分化

A 未分化間葉系細胞

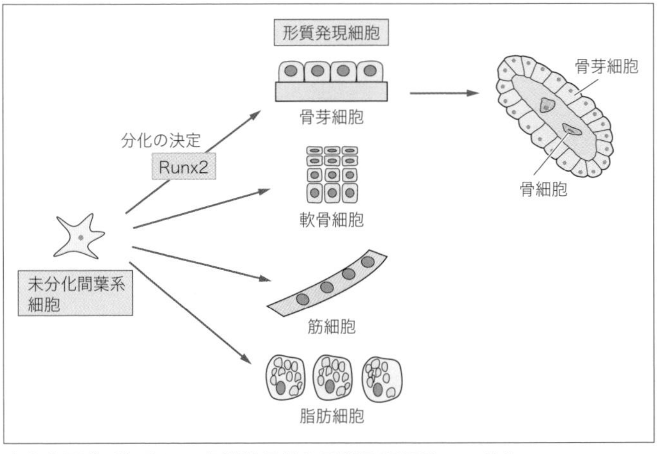

未分化間葉系細胞から組織特異的な形質発現細胞への分化

・未分化間葉系細胞は，骨芽細胞や軟骨細胞のみならず，脂肪細胞，筋細胞，線維芽細胞などに分化する共通の前駆細胞（幹細胞）である.
・骨細胞は，骨芽細胞が形成した骨基質の中に埋め込まれた細胞である.

B Runx2

転写因子である Runx2 は骨芽細胞の分化に必須である．*Runx2* 遺伝子欠損マウスには，成熟した骨芽細胞が存在せず，骨組織が形成されない.

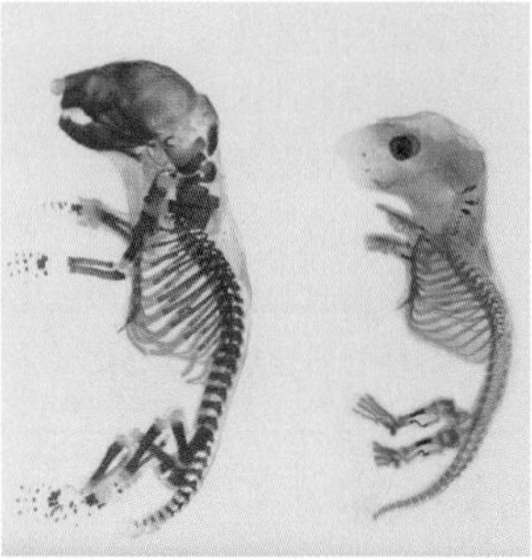

胎生 18.5 日目の野生型（正常）（左）と *Runx2* 遺伝子欠損マウス（右）の骨格標本（長崎大学歯学部・小守壽文名誉教授より提供）

1）鎖骨頭蓋骨異形成症（鎖骨頭蓋異骨症）

・鎖骨頭蓋骨異形成症は鎖骨がまったく形成されず，頭蓋骨の大泉門が閉鎖されないヒトの遺伝性疾患である.
・*RUNX2* は鎖骨頭蓋骨異形成症の原因遺伝子である.

CHECK! よくでる

骨芽細胞の分化に関与する *RUNX2* は鎖骨頭蓋骨異形成症の原因遺伝子である.

Ⅱ．膜内骨化と軟骨内骨化

骨組織の発生様式には，間葉系の組織の中に直接骨組織が形成される膜内骨化と，はじめに軟骨組織が形成され，その軟骨が骨組織に置換される軟骨内骨化の 2 つがある.

A 膜内骨化

・膜内骨化のみにより形成される骨組織は，鎖骨と頭蓋骨（下顎頭軟骨と蝶形骨間軟骨結合部分を除く）だけである．

・膜内骨化は血管が発達している間葉組織で起こる．血管に近接した間葉系細胞は多数の突起で互いに網目状に結合し，徐々に大型化し，骨芽細胞へと分化する．分化した骨芽細胞は類骨を形成し，石灰化によって骨組織を形成する．

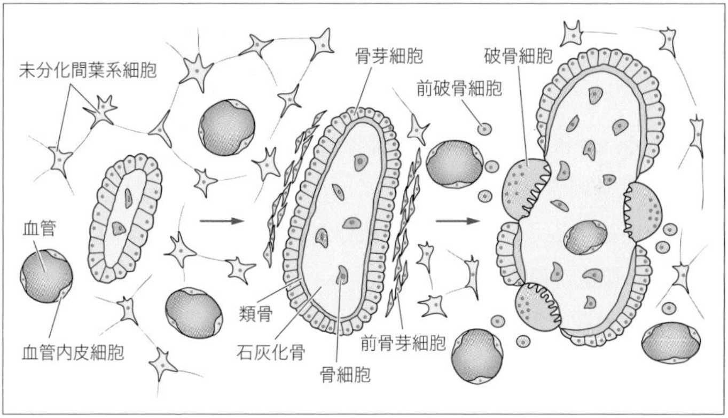

膜内骨化
未分化間葉系細胞から分化する骨芽細胞は，類骨を形成し，石灰化（膜内骨化）により骨組織が形成される．血管から供給されるマクロファージ系の細胞から破骨細胞が分化する．

B 軟骨内骨化

・軟骨内骨化は，硝子軟骨が骨組織へ置換されるもので，四肢骨，椎骨，骨盤などほとんどの骨でみられる．

・膜内骨化の場合と同様に，まず未分化間葉系細胞が密集し，軟骨細胞に分化する．その後，骨幹部外側の軟骨膜において，鞘状骨が形成される．この骨化は膜内骨化様式による．

・皮質骨は，骨の表面を覆っている硬くて緻密な骨であり，衝撃に強い．

・海綿骨は，骨の内部に存在し，スポンジ（海綿）のような構造を呈す

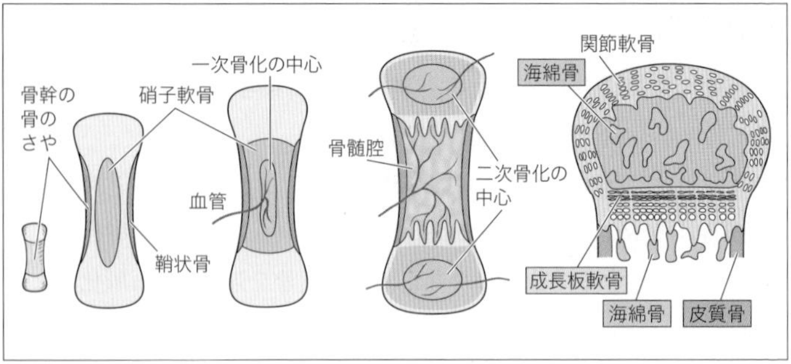

軟骨内骨化（長骨）
ほとんどの骨組織は，軟骨が骨組織に置換される様式（軟骨内骨化）により，形成される．

る骨である．骨粗鬆症になると海綿骨から先に吸収されていく．

・分化した軟骨細胞は基質小胞（→ Chapter 11　p.84 参照）をつくり，石灰化を開始する．骨幹部の硝子軟骨が石灰化すると，血管および未分化間葉系細胞が侵入する．

・骨幹では骨髄腔が形成され，海綿骨で満たされる．骨幹部は軟骨を経ない膜内骨化から形成される皮質骨となる．

CHECK!　膜内骨化のみで形成される骨

・鎖骨および頭蓋骨（下顎頭軟骨と頭蓋底部分を除く）
・頭蓋底を構成する骨：篩骨，蝶形骨，後頭骨前方部，側頭骨錐体部

Ⅲ．軟骨細胞

A 軟骨細胞の分化

・軟骨は血管や神経が存在しない特殊な組織で，軟骨細胞と細胞間を埋める軟骨基質からなる．

・静止軟骨細胞→増殖軟骨細胞→肥大軟骨細胞へと分化する．分化の程度が比較的低い増殖軟骨細胞は増殖能が高く，大型の肥大軟骨細胞へ

と分化するのに伴い，増殖能が低下する．

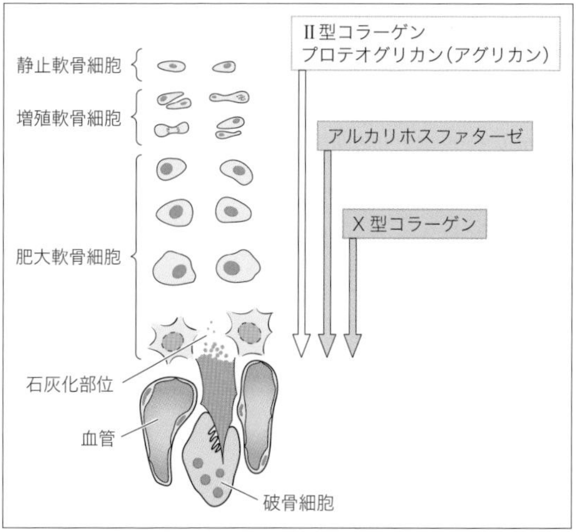

軟骨細胞の分化とタンパク質の発現

CHECK!

軟骨には血管や神経は存在しない．

B 軟骨細胞の特異形質

- 軟骨細胞は，分化の程度によらず，Ⅱ型コラーゲンとプロテオグリカン（アグリカン）を産生する．
- X 型コラーゲンは肥大軟骨細胞で特異的に産生される．
- 肥大軟骨細胞は，石灰化に重要な役割を果たすアルカリホスファターゼを強く発現する．
- 骨組織に比べて軟骨組織の石灰化が軽度なのは，軟骨基質に多量に含まれるプロテオグリカンが石灰化を抑制するためである．

CHECK!　軟骨細胞の特徴　よくでる

- プロテオグリカン（アグリカン），Ⅱ型コラーゲンおよびX 型コラーゲンを分泌する．
- 肥大軟骨細胞はアルカリホスファターゼを強く発現する．

Ⅳ. 骨芽細胞

A 骨芽細胞の特異形質

・骨芽細胞は骨表面に単層に配列している立方形の細胞である.

・Runx2, Ⅰ型コラーゲンおよびアルカリホスファターゼは前骨芽細胞から成熟骨芽細胞にわたって発現している.

・オステオポンチン，骨シアロタンパク質およびオステオカルシンの発現は成熟骨芽細胞や骨細胞に認められる.

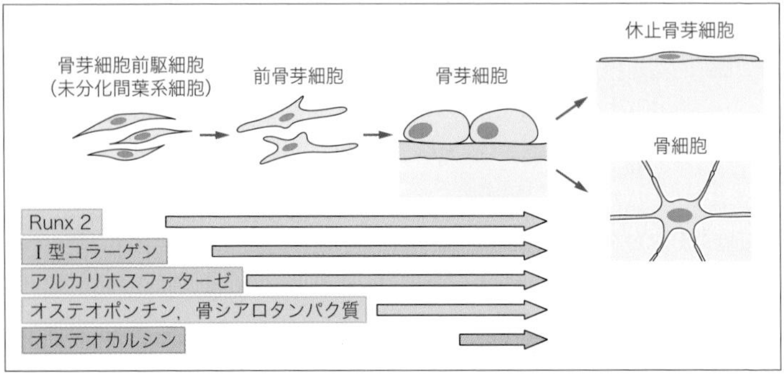

骨芽細胞の分化と骨基質形成

B 骨芽細胞の役割

骨芽細胞は副甲状腺ホルモン（PTH）や活性型ビタミンDのようなカルシウム代謝を調節するホルモンおよび種々の細胞成長因子に対する受容体を発現しており，これらによって骨芽細胞自身の分化および骨芽細胞を介した破骨細胞の分化が制御されている.

CHECK! 骨芽細胞の特徴　よくでる

Ⅰ型コラーゲン，オステオカルシン，オステオポンチン，骨シアロタンパク質などの骨基質タンパク質を盛んに分泌し，骨形成を行う.

Ⅴ．骨細胞

骨細胞は骨基質の中に埋め込まれ，細胞突起を伸ばして互いに連絡をとっているような特徴を示す．骨組織に対するメカニカルストレスを感知し，スクレロスチンという骨形成を抑制するサイトカインを産生し，骨量の増減を制御している．

Ⅵ．骨誘導因子（BMP）

・BMP は TGF-βスーパーファミリーに属する骨形成に関与する骨基質に存在するサイトカインである．

・BMP は骨芽細胞の分化を促進し，その骨形成作用を増強する．また，軟骨細胞への分化も促進する．

・BMP は骨形成のほかに，四肢の形成にも重要な役割を有する．

Ⅶ．骨粗鬆症（オステオポローシス）治療薬

1）骨吸収を抑制する治療薬

①カルシトニン　②ビスホスホネート　③女性ホルモン（エストロゲン）

④サーム（SERM）：選択的エストロゲン受容体モジュレーター．骨のエストロゲン受容体のみに作用し，骨吸収抑制作用を示す．

⑤ RANKL 中和抗体（デノスマブ）

2）骨形成を促進する治療薬

①副甲状腺ホルモン（PTH）　②スクレロスチン中和抗体（ロモソズマブ）

3）骨のバランスを整える治療薬

①活性型ビタミン D_3　②ビタミン K_2

Chapter 11

骨と歯の石灰化

Check Point

- ヒドロキシアパタイト単位胞の組成と Ca/P 比について理解する.
- フッ素の抗齲蝕作用について理解する.
- 骨と歯（エナメル質，象牙質）の石灰化メカニズムについて理解する.

I. ヒドロキシアパタイト

A ヒドロキシアパタイト単位胞

ヒドロキシアパタイトの結晶はアパタイトの単位胞が多数集まることによって形成され，結晶学的には六方晶系に属する.

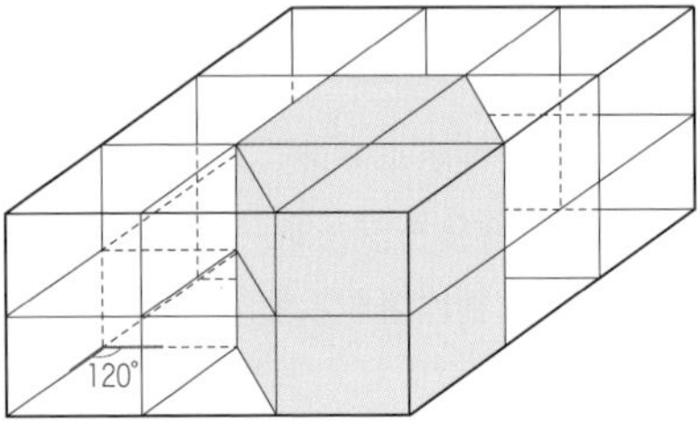

ヒドロキシアパタイトの構造
(単位胞と六方晶の関係)
色がついている部分は，完全な単位胞 4 個と半分の単位胞 4 個からなる六方晶.

B ヒドロキシアパタイト単位胞の組成と Ca/P 比

- ヒドロキシアパタイト単位胞の組成は $Ca_{10}(PO_4)_6(OH)_2$ である.
- ヒドロキシアパタイトの組成は，Ca が 10 モル，PO_4 が 6 モルなので，Ca/P モル比は 10/6，すなわち 1.67 となる.
- Ca/P 重量比は 10 × 40（Ca の原子量）/6 × 31（P の原子量），すなわち 2.15 となる.

Ⅱ．エナメル質アパタイトの特徴

A エナメル質の成分

1）成熟エナメル質

・成熟エナメル質は95％がヒドロキシアパタイトで，人体で最も硬い組織である．

・エナメル質にはコラーゲンのような線維性タンパク質は存在しない．

・エナメル質結晶は巨大であり，長さで象牙質や骨の約10倍，容積では1,000倍となる．

2）幼若エナメル質

・幼若エナメル質の石灰化度は30％である（→ p.86 参照）．

・幼若エナメル質には，アメロゲニン，エナメリンおよびアメロブラスチン（シースリン）といったエナメルタンパク質が含まれる．

B エナメルタンパク質とアパタイト結晶の相互関係

・幼若エナメル質では，アメロゲニンは結晶間隙に存在する．

・エナメリンはアパタイト結晶に強く結合し，アパタイトを皮膜のように取り囲み，成熟化しても残存する．

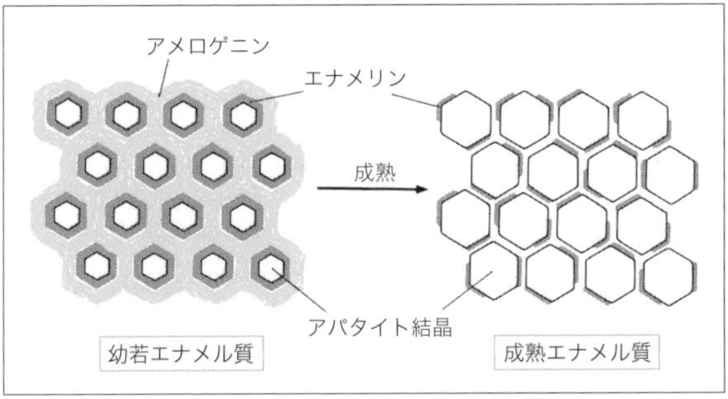

エナメルタンパク質とアパタイト結晶の相互関係

C フッ素の抗齲蝕作用

・フルオロアパタイト $Ca_{10}(PO_4)_6F_2$ は，フッ素がアパタイト結晶格子中の OH 基と置換されて形成される．

・フルオロアパタイトは，格子欠陥の少ない結晶であり，耐酸性を向上させ，齲蝕抵抗性を促進する．

・フッ素は，解糖系酵素であるエノラーゼを阻害することにより，プラーク中の細菌増殖を抑制し，抗齲蝕作用を果たす．

CHECK! フッ素の抗齲蝕作用　よくでる

・フルオロアパタイト $Ca_{10}(PO_4)_6F_2$ は，耐酸性の向上により，抗齲蝕作用を果たす．
・フッ素は，解糖系酵素であるエノラーゼの阻害作用により，抗齲蝕作用を果たす．

Ⅲ．骨の石灰化

A 押し上げ説（アルカリホスファターゼ説）

・石灰化には，まず局所のカルシウムおよびリン酸の濃度が高まることが必須で，これが一定の溶解度積を超えれば無機塩の析出（石灰化）が起こるという考え方である．

・アルカリホスファターゼは，石灰化が進行する部位に広く局在し，有機リン酸エステルを加水分解し，リン酸を生成する酵素である．

・ピロリン酸は，生体内に存在する有機リン酸エステルであり，石灰化阻害物質である．

・生体内に存在する石灰化阻害物質であるピロリン酸は，アルカリホスファターゼ（ピロホスファターゼ）により分解され，局所のリン酸濃度を高めることで石灰化を促進する．

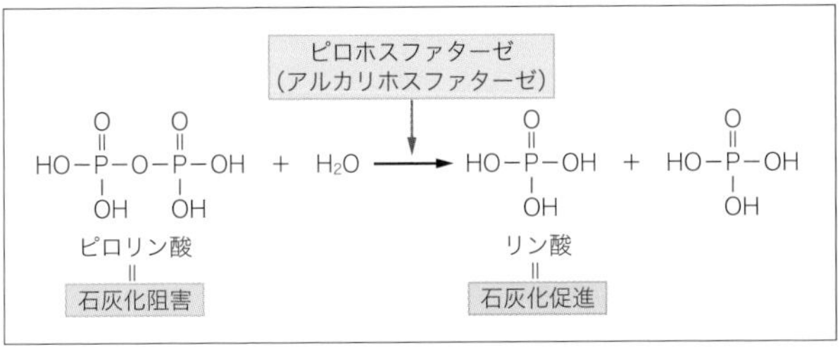

CHECK!　よくでる

ピロホスファターゼは，石灰化阻害物質であるピロリン酸を除去しながら，リン酸濃度を高め石灰化を促進する.

B エピタキシー説（核形成説）

石灰化には骨基質タンパク質（コラーゲン，オステオカルシン，ホスホホリンなど）のような核が必要であり，核を中心にカルシウムとリン酸が集積し，石灰化が自然に進行するという説である.

コラム：押し上げ説とエピタキシー説

押し上げ説（アルカリホスファターゼ説）では，石灰化には血清中のカルシウムおよびリン酸濃度を高める必要があるとすれば，血清は骨や歯のヒドロキシアパタイトに対して不飽和であるということになる．しかし，血清はヒドロキシアパタイトに対して不飽和ではなく過飽和であることを証明され，エピタキシー説が登場した.

CHECK!

血清はヒドロキシアパタイトに対して過飽和である.

C 基質小胞説

・基質小胞を主役とした石灰化により，エナメル質を除く硬組織の石灰化が進行するという説である．

・基質小胞は，軟骨細胞，骨芽細胞および象牙芽細胞の細胞膜がちぎれた直径 30 ～ 300 nm の膜性小器官であり，骨や象牙質などの石灰化部位に存在する．

・基質小胞は強いアルカリホスファターゼ活性を有する．

コラム：基質小胞説

基質小胞を主役とした石灰化によりエナメル質を除く硬組織の石灰化が進行する．基質小胞性の石灰化は，押し上げ説（アルカリホスファターゼ説）とエピキタシー説（核形成説）の基礎のうえに成り立っている．

CHECK! 硬組織の石灰化を説明する 3 つの学説

石灰化機構	内　容
押し上げ説 （アルカリホスファターゼ説）	石灰化部位にはアルカリホスファターゼが必ず存在する．アルカリホスファターゼは，局所のリン酸濃度を高める（押し上げる）ために存在する．
エピタキシー説 （核形成説）	血液はヒドロキシアパタイトに対して過飽和であるが，石灰化を開始するには核が必要である．石灰化が開始すると，その後の石灰化は自然に進行する．
基質小胞説	エナメル質を除くすべての硬組織の石灰化は基質小胞からはじまる．そのため，基質小胞には，石灰化開始の核として石灰化を促進する機構が存在する．

Ⅳ. エナメル質と象牙質の石灰化の機構

A エナメル質の石灰化

・エナメル芽細胞への分化とエナメル質の石灰化の開始には，象牙質の石灰化が必須である．

・基質小胞はエナメル質の石灰化では観察されない．

・エナメル質はマトリックス形成期と成熟期の2段階の石灰化プロセスを経て，95％まで石灰化が進行する．

B 象牙質の石灰化

象牙質の石灰化は1段階で起こる．象牙質の主成分であるⅠ型コラーゲンは脱却されることはなく，象牙質の石灰化は70％にとどまる．

エナメル質形成と象牙質形成の比較

	エナメル質	象牙質
形成を司る細胞	エナメル芽細胞	象牙芽細胞
主要な有機成分	アメロゲニン エナメリン，アメロブラスチン（シースリン）	Ⅰ型コラーゲン ホスホホリン
主要な無機成分	ヒドロキシアパタイト	ヒドロキシアパタイト
石灰化度	95％	70％
石灰化の進行	2段階	1段階
	第一次石灰化（30％程度の石灰化まで）：エナメル質形成では，基質小胞性の石灰化はみられない．エナメル芽細胞の分化とエナメル質の石灰化の開始には，象牙質形成を必要とする． 第二次石灰化（アメロゲニンと水分を脱却しながら最高95％まで石灰化を進行させる）：アメロゲニンと水分の脱却は成熟期のエナメル芽細胞が行う．	象牙質の石灰化は基質小胞性の石灰化で，エナメル質の第一次石灰化に先行して起こる．

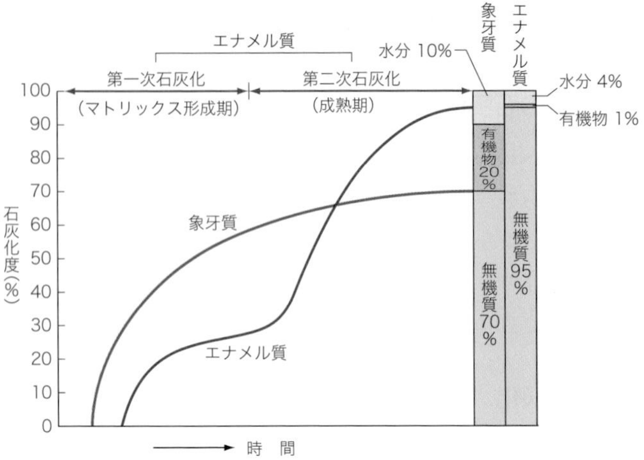

エナメル質と象牙質の石灰化の進行の比較（Bhaskar, 1976）

C エナメル質におけるアメロゲニンの分解

・アメロゲニンは，エナメライシン（MMP-20）とセリンプロテアーゼによって分解される．

・エナメル質が95％まで高度に石灰化するのは，エナメル芽細胞が合成・分泌したアメロゲニンが段階的に切断・分解されるためである．

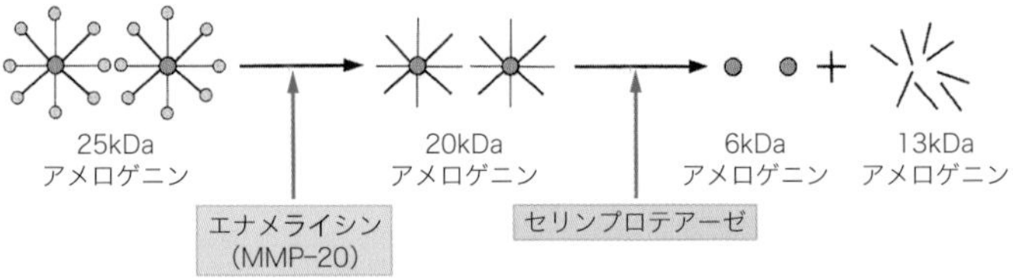

エナメル質の石灰化の進行に伴うアメロゲニンの分解（深江，1999より改変）

CHECK! エナメル質の2段階石灰化 よくでる

幼若エナメルタンパク質であるアメロゲニンは，エナメライシン（MMP-20）により分解される．

Chapter 12
骨吸収・骨リモデリング

Check Point

・破骨細胞が具備する特異形質を理解する.
・破骨細胞の分化と骨吸収機能における破骨細胞分化因子（RANKL）とマクロファージ刺激因子（M-CSF）の役割を説明できる.
・骨のリモデリング（改造）現象について，骨吸収と骨形成の相互作用を説明できる.

Ⅰ．破骨細胞

A 破骨細胞の由来

・骨組織にのみ存在し，高度に石灰化した骨組織を破壊・吸収する.
・マクロファージ系の造血細胞に由来する.
・破骨細胞への分化に伴い，マクロファージに認められる貪食能が消失し，骨吸収能を獲得する.

B 破骨細胞の特異形質

・破骨細胞は多核巨細胞である. 酒石酸抵抗性酸ホスファターゼ（TRAP）は破骨細胞において強い活性が認められる.
・破骨細胞は骨基質に接着すると細胞極性をもつようになり，その細胞膜は明帯，波状縁，血管側細胞膜の 3 領域に区別される.

1）明帯

骨基質との接着に関与する部位であり，その細胞膜にはビトロネクチン受容体であるインテグリン$\alpha_v\beta_3$が局在し，RGD 配列を有する細胞接着性タンパク質であるオステオポンチンを介して骨基質に接着する.

2）波状縁

細胞膜が細胞質側に陥入してできるヒダ状の構造で破骨細胞が骨吸収を行う部位である．

3）血管側細胞膜

波状縁と反対側の血管側細胞膜にはマクロファージ刺激因子（M-CSF）受容体，破骨細胞分化因子（RANKL）受容体（RANK），カルシトニン受容体が発現している．

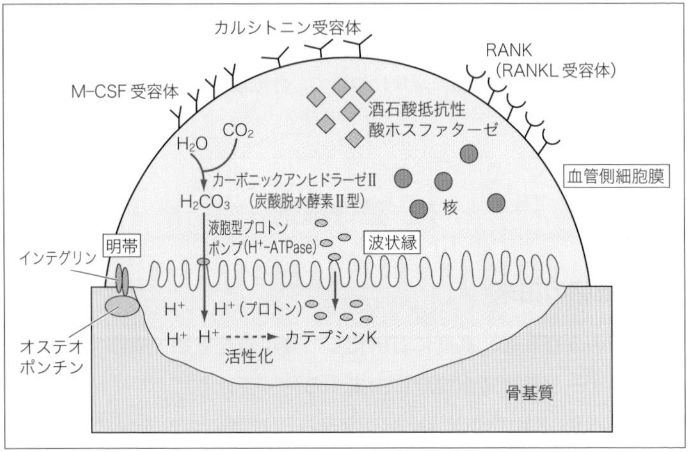

破骨細胞

C 破骨細胞による骨吸収メカニズム

1）プロトン（H^+）の合成と排出

①破骨細胞内でカーボニックアンヒドラーゼⅡ（炭酸脱水酵素Ⅱ型）によりプロトン（H^+）が合成される．

②骨基質面に形成される波状縁には液胞型プロトンポンプ（H^+-ATPase）が局在し，ミトコンドリアからのATPを利用して，プロトン（H^+）を排出する．

③その結果，波状縁下はpH 3～4の酸性環境になり，ヒドロキシアパタイトは溶解される．

2）カテプシンK

タンパク質分解酵素であるカテプシンKは，波状縁から分泌され，コラーゲンなどの骨の有機成分の分解に関与している．

3）カルシトニン

カルシトニンは破骨細胞に直接働き，破骨細胞の収縮，波状縁の消失を引き起こし，骨吸収を抑制する．

CHECK! 破骨細胞の特異形質　よくでる

多核巨細胞，カルシトニン受容体，カーボニックアンヒドラーゼⅡ（炭酸脱水酵素Ⅱ型），液胞型プロトンポンプ，カテプシンK，酒石酸抵抗性酸ホスファターゼ，RANK（RANKL受容体），M-CSF受容体

Ⅱ．破骨細胞分化因子（RANKL）

A 破骨細胞の分化，融合，延命，活性化

1）破骨細胞分化因子（RANKL）の発現

活性型ビタミンD，副甲状腺ホルモン（PTH）などの骨吸収を促進するホルモンや，IL-1，TNFなどの炎症性サイトカイン，プロスタグランジンE_2(PGE_2）およびリポ多糖（LPS）などは，骨芽細胞の細胞膜上に破骨細胞分化因子であるRANKLの発現を誘導する．

2）破骨細胞への分化

破骨細胞前駆細胞（マクロファージ）はRANKL受容体（RANK）を発現し，骨芽細胞の細胞膜上のRANKLを認識し，破骨細胞に分化する．成熟破骨細胞もRANKを発現し，RANKLはその骨吸収活性を促進する．

3）マクロファージ刺激因子（M-CSF）

骨芽細胞は破骨細胞の分化に必須の役割を果たすマクロファージ刺激因子（M-CSF）を産生する．破骨細胞の分化，融合，延命，活性化には骨芽細胞の存在が必須である．

B オステオプロテゲリン（OPG）

骨芽細胞は，RANKL のデコイ（おとり）受容体であるオステオプロテゲリン（OPG）を産生する．OPG は RANKL に結合することにより，真の受容体である RANK の信号をブロックして，破骨細胞の分化と骨吸収機能を阻害する．

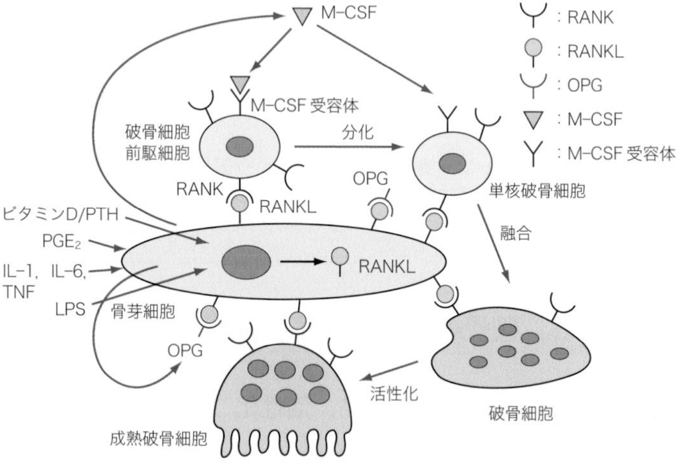

破骨細胞の分化と骨吸収機能の発現

CHECK! 破骨細胞の分化をサポートする骨芽細胞　よくでる

骨芽細胞は RANKL を細胞膜表面上に発現し，M-CSF と OPG を産生し，破骨細胞の分化と骨吸収機能を制御する．

OPG の遺伝子欠損マウスは，破骨細胞の分化を阻害する OPG が存在しないので，破骨細胞の分化が亢進し，著しい骨吸収が起こり骨粗鬆症を呈する．Osteoprotegerin（OPG）命名の由来である osteo（骨）を protect（保護）するサイトカインとして，OPG は生体内で重要な役割を果たしている．

Ⅲ．骨リモデリング（骨の改造）

A 骨リモデリングとは

ヒトの骨格は，骨の成長が停止した後も絶えず古い骨が新しい骨に置き換わっている．このように，既存の骨が吸収され，その部位に新しい骨が形成され，元の形状が維持される現象を骨リモデリング（骨の改造）という．

B 骨リモデリングサイクル

骨リモデリングサイクルは，静止相，活性化相，吸収相，逆転相，形成相で構成されている．

1）静止相

骨表面は休止骨芽細胞に覆われている．

2）活性化相

骨芽細胞が骨吸収因子の刺激を受けると破骨細胞分化因子（RANKL）を発現し，マクロファージ系の造血細胞が破骨細胞に分化する．

3）吸収相

分化した破骨細胞は骨を吸収する．

4）逆転相

マクロファージは古い骨組織を除去する．

5）形成相

吸収窩に骨芽細胞が侵入し，新たな骨組織を形成する．

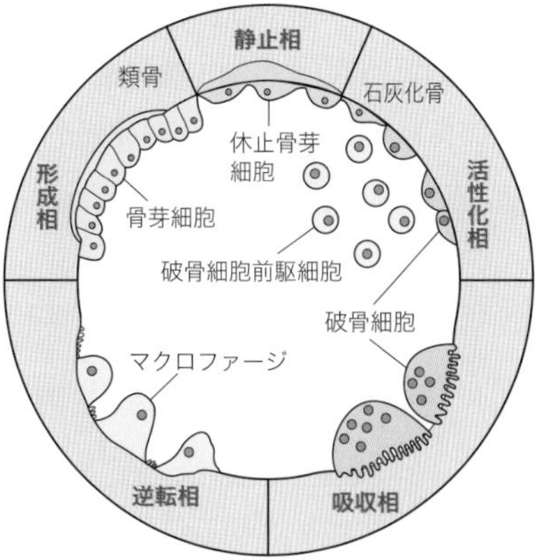

骨リモデリングサイクル

Chapter 13
唾　液

Check Point

- 唾液の分泌機構とドライマウスの発症原因について理解する.
- 唾液に含まれる無機成分による緩衝作用と再石灰化促進作用を理解する.
- 唾液に含まれる各種有機成分とそれらの抗菌作用を含めたさまざまな役割について理解する.

Ⅰ. 唾液の分泌

A 唾液腺

- 大唾液腺（舌下腺，顎下腺，耳下腺）と小唾液腺（口唇腺，頬腺，舌腺，口蓋腺など）から分泌され，口腔内に貯留した外分泌液のことを唾液とよぶ．99.5％は水分で，洗浄作用を発揮する．
- 安静時においては顎下腺唾液が多く（65％），耳下腺唾液が次に多く（25％），刺激により耳下腺唾液が増加する．

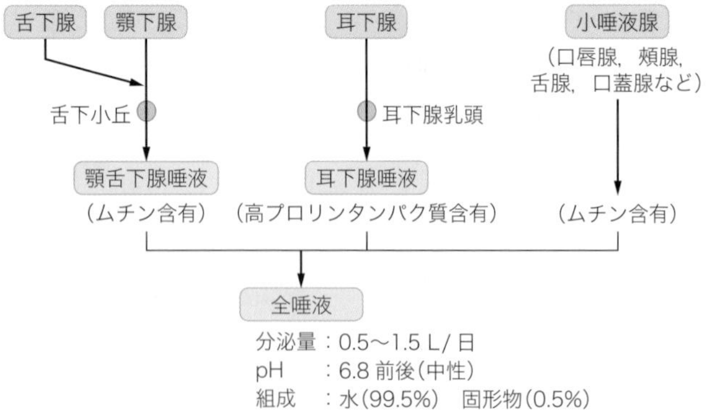

・大唾液腺の分泌部位である舌下小丘と耳下腺乳頭付近は，歯石が形成されやすい部位である．

B 唾液の性質

・摂食，発音，発声などの刺激に際して分泌量は亢進し，睡眠時にはかなり減少する．
・リラックスしている際には，副交感神経が強く働き，アセチルコリン放出により，タンパク質含量の少ないサラサラした唾液が分泌される．
・ストレス（緊張・不安）を受けている際には，交感神経が強く働き，ノルアドレナリン放出により，タンパク質含量が高く，粘度が高い唾液が分泌される．

C ドライマウス（口腔乾燥症）

ストレス，薬の服用，糖尿病やシェーグレン症候群により唾液の分泌が低下し，ドライマウス（口腔乾燥症）を発症する．

Ⅱ．無機成分の作用

A 歯質の脱灰の抑制

1）臨界 pH

唾液の pH が中性であれば，唾液中のカルシウムイオンとリン酸イオンの濃度は，ヒドロキシアパタイトに対して過飽和である．しかし，pH が低下すると，過飽和でなくなりアパタイトの脱灰が進行する．この脱灰が進行する pH を臨界 pH（pH5.5）とよぶ．したがって齲蝕予防のためには，唾液の pH を中性に保つ必要がある．

B 緩衝作用（HCO_3^-，$H_2PO_4^-$ および HPO_4^{2-}） よくでる

炭酸-重炭酸緩衝系（HCO_3^-）が主として唾液の pH を上昇させ，唾液を中性に保つ（緩衝作用）．その他，リン酸緩衝系（$H_2PO_4^-$ と HPO_4^{2-}）が関与する．

C 抗菌作用（チオシアン酸イオン） よくでる

チオシアン酸イオン（SCN^-）は，唾液ペルオキシダーゼの作用を受け，ヒポチオシアン酸イオン（$OSCN^-$）となり，細菌の菌体タンパク質のジスルフィド結合を形成させることにより，抗菌作用を果たす．

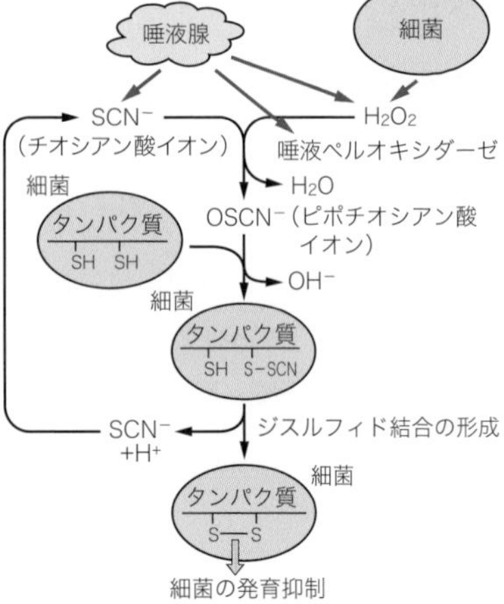

唾液の抗菌作用（金森，口腔生化学サイドリーダー，第6版，学建書院，2016）

D 歯質の再石灰化作用

唾液中のフッ素イオン，カルシウムイオン，リン酸イオンは，アパタイトの脱灰防止や歯質の再石灰化に関与する．

Ⅲ．有機成分の作用

A 抗菌作用 よくでる

1）分泌型免疫グロブリン

血液中で単量体として存在する免疫グロブリン（IgA）は，唾液中へ分泌されると，分泌成分とJ鎖を有する二量体となる．

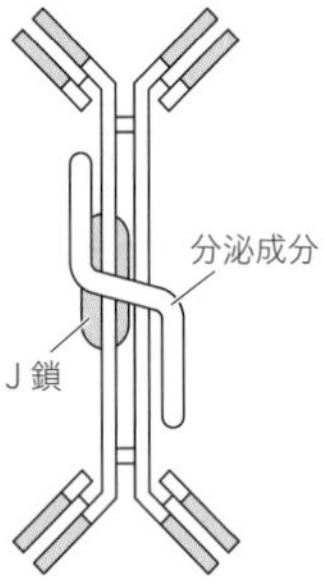

分泌型免疫グロブリン（二量体）

2）ヒスタチン

抗カンジダ（抗真菌）作用を有する．

3）ラクトフェリン

細菌の生育に必要な Fe^{3+} に結合し，細菌の増殖を抑制する．

4）リゾチーム

細菌の細胞壁を構成するペプチドグリカンを加水分解し，抗菌作用を発揮する．

5）ムチン

糖鎖末端に存在するシアル酸が細菌と結合し（凝集作用），強酸性の胃内に送り込むことにより抗菌性を示す．シアル酸はインフルエンザウイルスにも結合し，気道粘膜からのウイルス侵入を阻害する．

6）高プロリンタンパク質

シアル酸を含み，細菌凝集作用を有する．

7）唾液ペルオキシダーゼ

チオシアン酸イオンに作用してヒポチオシアン酸イオンとし，細菌の菌体タンパク質のジスルフィド結合を形成させ，抗菌作用を果たす．

8）ディフェンシン

細菌細胞膜のイオンチャネル破壊作用を有するペプチドである．

B 潤滑作用 よくでる

1）ムチン

・舌下腺，顎下腺および小唾液腺からの唾液に含まれる．唾液に粘稠性と潤滑性を付与し，咀嚼・嚥下・発声を容易にする．

・糖鎖の一部には，ABO 式血液型の抗原決定基と同じ糖鎖が発現されているので，唾液により血液型の判定が可能である．

2）高プロリンタンパク質

耳下腺からの唾液に含まれる．ムチンと同様に，唾液に粘稠性と潤滑性を付与し，咀嚼・嚥下・発声を容易にする．

C デンプンの加水分解（アミラーゼ）

アミラーゼはデンプンやグリコーゲン（グルコースからなる多糖類）を，マルトース（二糖類）に加水分解する（→ Chapter 17　p.121 参照）．

D 粘膜保護作用

1）ムチン，高プロリンタンパク質

粘稠性と潤滑性により，口腔粘膜を保護する．

2）シスタチン

歯周組織を破壊するタンパク質分解酵素であるシステインプロテアーゼの作用を阻害し，口腔粘膜を保護する．

E 創傷治癒作用（上皮成長因子）

上皮成長因子（EGF）は，細胞の増殖を促進させ，口腔粘膜における創傷治癒を促進する．

F 再石灰化促進作用（スタテリン）

スタテリンはリンタンパク質としてアパタイトに強い吸着能を示し，エナメル質表面の再石灰化やペリクル形成に関与する．一方，カルシウム結合能が高いので歯石（ヒドロキシアパタイト）形成を阻害する．

G ペリクルの形成

ペリクルはエナメル質や象牙質のアパタイト表面を覆う無細胞性の薄膜である．唾液中の各種タンパク質がその構成成分である．

CHECK! 唾液の有機成分と役割　よくでる

有機成分	抗菌作用	潤滑作用	デンプンの加水分解	粘膜保護	創傷治癒	再石灰化促進
分泌型 IgA	○					
ヒスタチン	○					
ラクトフェリン	○					
リゾチーム*	○					
ムチン	○	○		○		
高プロリンタンパク質	○	○		○		
ペルオキシダーゼ*	○					
ディフェンシン	○					
アミラーゼ*			○			
シスタチン				○		
上皮成長因子（EGF）					○	
スタテリン						○

* 酵素タンパク質

Chapter 14

齲蝕と歯周病

Check Point

・プラーク中に形成される菌体外多糖について理解する．
・齲蝕の原因となる酸産生のメカニズムを理解する．
・非齲蝕性甘味料の種類と特徴を理解する．
・歯周病の原因となるリポ多糖の作用メカニズムを理解する．
・アラキドン酸カスケードに関与する3種類の酵素とその阻害薬について説明できる．

Ⅰ．菌体外多糖

A 不溶性グルカン

・齲蝕の主要原因菌である *Streptococcus mutans* などは，ショ糖（スクロース）のみを基質として，グルコシルトランスフェラーゼ（GTF）により，ムタンやデキストランなどの不溶性グルカンや水溶性グルカンを合成する．
・グルコシルトランスフェラーゼは，フルクトースを遊離しつつ，ショ糖のグルコシル基を他のグルコシル基に転移する転移酵素である．
・不溶性グルカンは，粘着性が高く細菌の凝集と歯表面への付着を促進し，バイオフィルムという除去困難な三次元構造を形成する．

B 水溶性グルカン

・*Streptococcus* 族の各種細菌は，フルクトシルトランスフェラーゼ（FTF）により，フルクタン（水溶性および不溶性）を合成する．
・フルクトシルトランスフェラーゼは，グルコースを遊離しつつ，ショ糖のフルクトシル基を他のフルクトシル基に転移する転移酵素である．

CHECK!

・ショ糖（スクロース）はグルコシルトランスフェラーゼとフルクトシルトランスフェラーゼにより，フルクトースとグルコースに遊離される．
・フルクトースとグルコースは細菌における解糖系を利用して酸（乳酸，ギ酸，酢酸）を生成させる材料となる．

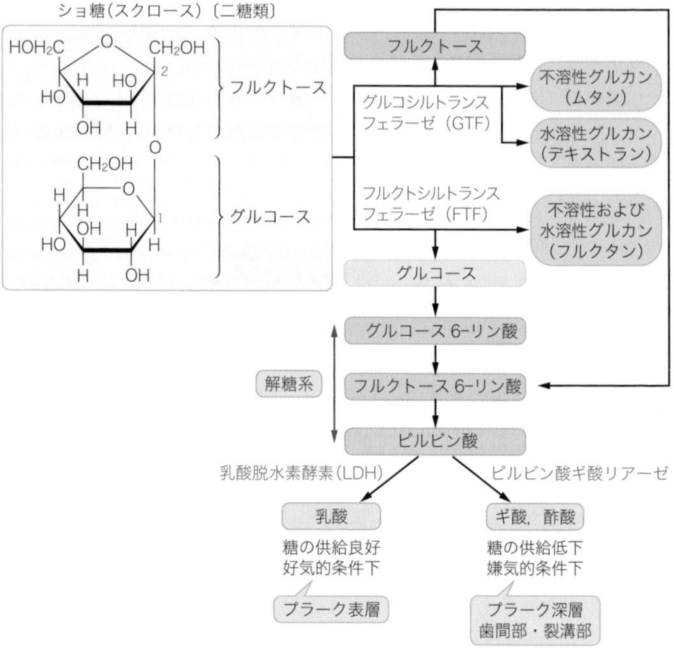

Ⅱ．プラーク中の酸産生

1）糖が十分に供給される場合

乳酸脱水素酵素（LDH）が活性化され乳酸が生成される．

2）糖の供給が少なく嫌気的条件下（プラーク深層）

ピルビン酸ギ酸リアーゼが作用し，ギ酸および酢酸が生成される．ギ酸や酢酸は乳酸よりも歯質脱灰力が強く，歯間部や裂溝部などの齲蝕発症に関与する．

Ⅲ．非齲蝕性甘味料

ショ糖の代用甘味料は，糖尿病，心臓循環器障害，肥満などの治療・予防のために開発された．これらはグルコシルトランスフェラーゼの基質とならないので，酸産生の材料とならず，非齲蝕性甘味料として応用されている．

A 糖アルコール

1）キシリトール

キシロース（単糖類）由来．ショ糖と同等の甘味度．

2）ソルビトール

グルコース（単糖類）由来．ショ糖の約半分の甘味度．

3）マルチトール

マルトース（二糖類）由来．ショ糖と同等の甘味度．

B ペプチド性甘味料

1）アスパルテーム

アスパラギン酸とフェニルアラニンが結合したペプチド．ショ糖の100～200倍の甘味度．

Ⅳ．プラーク中に含まれる歯周病増悪因子

1）ジンジパイン

歯周病の主要原因菌である嫌気性グラム陰性菌である *Porphyromonas*

gingivalis は，タンパク質分解酵素であるジンジパインを産生し，歯周結合組織を破壊する．

2）リポ多糖（LPS） よくでる

・グラム陰性菌の外膜構成成分であるリポ多糖（LPS）は，糖鎖，リン酸，グルコサミン，脂肪酸から構成される内毒素である．

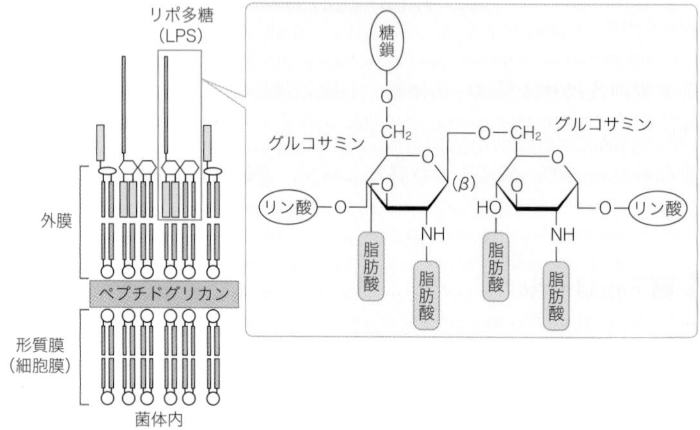

・リポ多糖は，マクロファージの細胞表面に存在するCD14とTLR-4（Toll-like receptor 4）に結合する．活性化されたマクロファージは，炎症性サイトカイン（IL-1，IL-6，TNF）やプロスタグランジンE_2（PGE_2），マトリックス金属プロテアーゼ（MMP）などを産生し，歯周結合組織を破壊する．

・リポ多糖自身またはリポ多糖刺激により産生された炎症性サイトカインやPGE_2は，骨芽細胞に作用し，破骨細胞分化因子（RANKL）発現を誘導し，破骨細胞の分化と骨吸収機能を促進し，歯槽骨吸収を引き起こす．

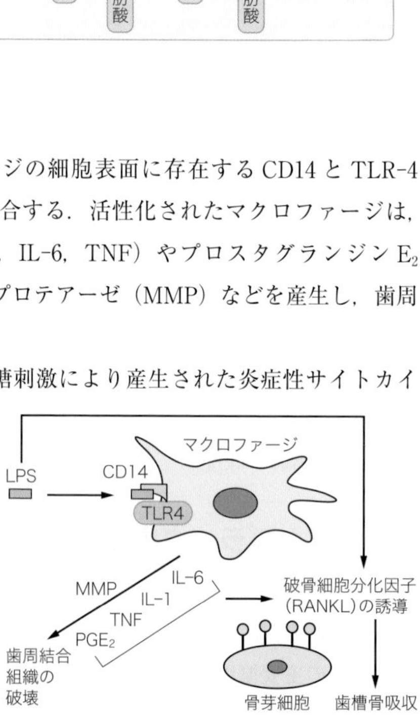

V．プロスタグランジン合成経路（アラキドン酸カスケード）

1）ホスホリパーゼ A_2

・炎症性刺激や機械的刺激が細胞膜に加わることにより，生体膜を構成するグリセロリン脂質から，ホスホリパーゼ A_2 によりアラキドン酸が分離される．

・副腎皮質ホルモンであるグルココルチコイド（ステロイド性抗炎症薬）は，ホスホリパーゼ A_2 阻害剤であり，消炎作用のほか，アトピー性皮膚炎や喘息に対する抗アレルギー作用を示す．

2）シクロオキシゲナーゼ

・アラキドン酸は，シクロオキシゲナーゼによってプロスタグランジンに代謝され，疼痛・発熱などの炎症を引き起こす．

・アスピリン（非ステロイド性抗炎症薬）は，シクロオキシゲナーゼの阻害剤であり，解熱・鎮痛・消炎効果を示す．

3）5-リポキシゲナーゼ

アラキドン酸は，5-リポキシゲナーゼによってロイコトリエンに代謝され，気管支喘息などのアレルギー症状を引き起こす．

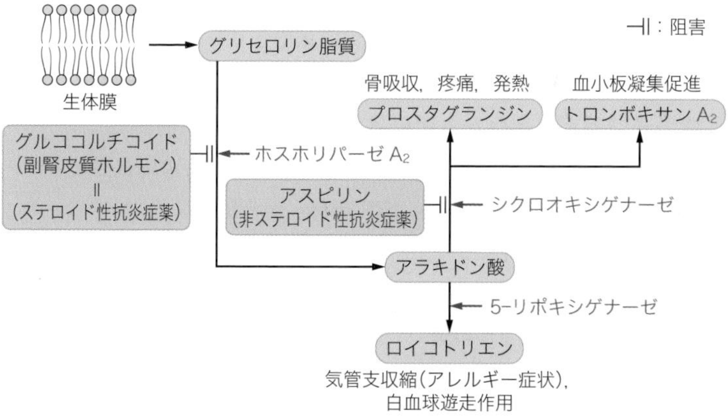

Chapter 15

免　疫

Check Point

・各種免疫担当細胞の分化過程および役割を理解する．
・免疫グロブリン（抗体）の構造と作用について理解する．
・ケミカルメディエーター（化学伝達物質）の種類と作用を理解する．
・補体の作用について理解する．
・自然免疫と獲得免疫の違いについて説明できる．
・がん免疫，粘膜免疫，免疫寛容および免疫異常疾患について理解する．

Ⅰ．免疫担当細胞の分化と役割

A 多能性造血幹細胞

・多能性造血組織（骨髄）に存在する幹細胞（stem cell）を多能性造血幹細胞とよぶ．
・多能性造血幹細胞は，骨髄系共通前駆細胞とリンパ球系共通前駆細胞の2系統の前駆細胞に分化する．
・骨髄系共通前駆細胞から顆粒球，マスト細胞（肥満細胞），マクロファージ，樹状細胞などが分化し，リンパ球系共通前駆細胞からリンパ球やナチュラルキラー細胞（NK細胞）が分化する．

1）骨髄系共通前駆細胞

（1）顆粒球

顆粒球は顆粒の染色性の違いから，好中球，好酸球，好塩基球の3つに分類され，主として急性炎症に関与する．

① 好中球 ：化膿菌を貪食する活性が高い．
② 好塩基球 ：ヒスタミンやセロトニンなどのケミカルメディエーター

CHECK! 造血幹細胞からの免疫担当細胞への分化　よくでる

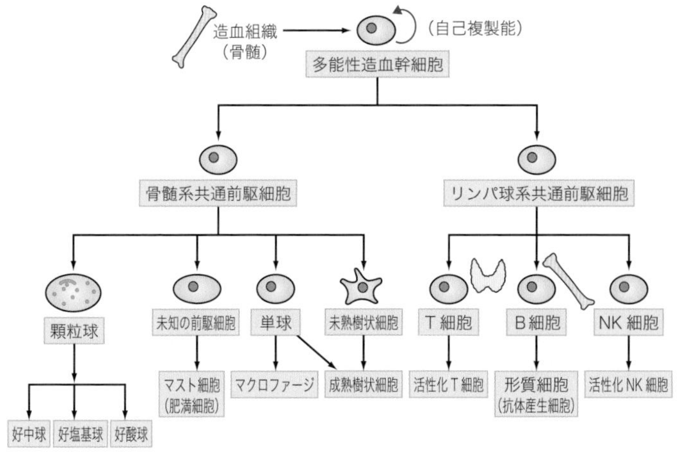

を含み，IgE を介したⅠ型（即時型）アレルギーに関与する．

③ **好酸球**：寄生虫に対する感染防御作用を有する．

(2) マスト細胞（肥満細胞）

ヒスタミンやセロトニンなどのケミカルメディエーターを含み，IgE を介したⅠ型（即時型）アレルギーに関与する．

(3) マクロファージ

マクロファージは，①異物の貪食・消化作用，②異物を処理して細胞表面に提示する抗原提示作用，③サイトカイン産生による T 細胞の活性化，の 3 つの作用をもつ．

(4) 樹状細胞

抗原提示細胞として作用し，T 細胞を活性化させる．

CHECK! マクロファージの 3 つの働き　よくでる

マクロファージが微生物などの異物を貪食すると，細胞膜で囲まれた小胞（ファゴソーム）が形成され，ファゴソームに消化酵素を含むリソソームが融合し，ファゴリソソームが形成される．

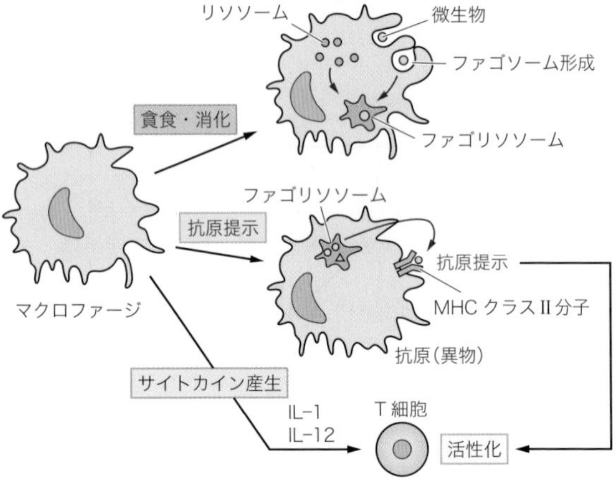

2) リンパ球系共通前駆細胞

抗体産生に関与する B 細胞と，主として細胞性免疫に関与する T 細胞に分化する．

(1) T 細胞

T 細胞に分化する未熟なリンパ球は，必ず胸腺（thymus）に取り込まれて成熟するので，T 細胞とよばれる．

CHECK!　T 細胞の 4 つの役割　よくでる

①ウイルス感染細胞やがん化した細胞を排除するキラー T 細胞（細胞傷害性 T 細胞）としての役割
②サイトカイン産生を介したマクロファージ活性化作用
③形質細胞（抗体産生細胞）の分化を促進するヘルパー T 細胞としての役割
④形質細胞の分化を抑制するサプレッサー T 細胞の役割

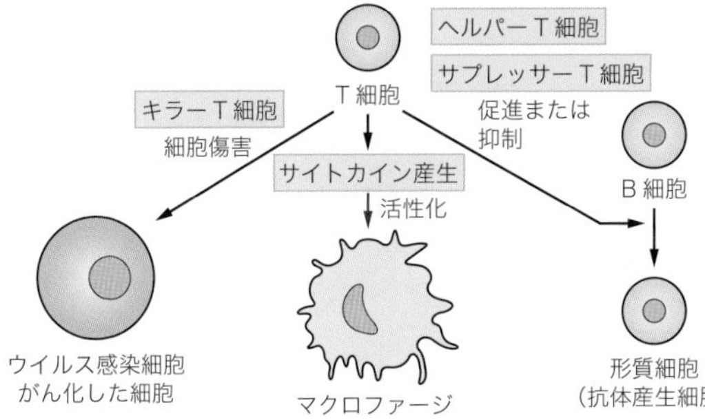

(2) B 細胞

形質細胞（抗体産生細胞）に分化する B 細胞は，骨髄（bone marrow）で成熟する．

(3) ナチュラルキラー細胞（NK 細胞）

NK 細胞は，①ウイルスに感染した細胞やがん化した細胞を認識して排除する作用，②抗腫瘍作用を有するインターフェロンγ（サイトカイン）を産生するとともに自らを活性化する．

B 抗原提示細胞

・マクロファージは貪食作用により，樹状細胞や B 細胞は飲作用によって抗原（異物）を取り込む．これらの抗原はファゴリソソームにより消化され，抗原ペプチドとして MHC クラスⅡ分子と共に細胞表面に提示する．

・MHC クラスⅡ分子と抗原ペプチドの複合体を，未熟ヘルパー T 細胞

（Th0）に発現する免疫受容体（TCR）が認識し，ヘルパー T 細胞（Th1 または Th2）に分化する．

・ヘルパー T 細胞（Th1 または Th2）は，キラー T 細胞および形質細胞への分化を促進させ，免疫機能を活性化させる．

・MHC クラス I 分子は，ほとんどすべての細胞に発現している．ウイルス感染細胞に発現している MHC クラス I 分子を認識したキラー T 細胞（細胞傷害性 T 細胞）は，感染細胞などを排除する．

CHECK! MHC クラスⅡ分子と抗原提示作用　よくでる

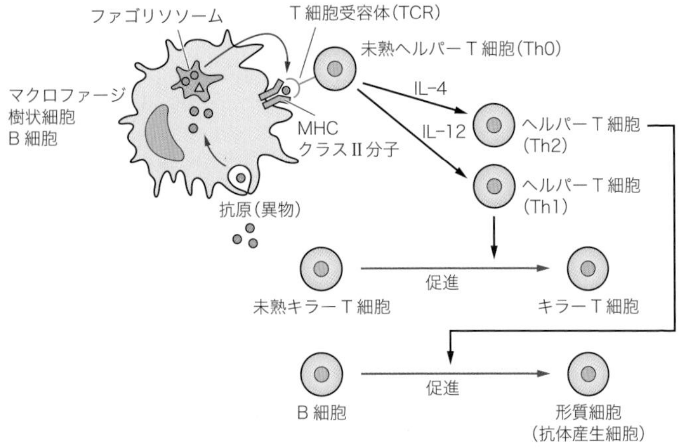

C 炎症を制御するケミカルメディエーター

・免疫担当細胞はさまざまなケミカルメディエーター（化学伝達物質）によって制御されている．

・ケミカルメディエーターは，一般に生体内では不活性な形で蓄えられているか，あるいは前駆物質として存在し，生体反応によって活性化され，炎症を制御する．

① **アミン**：ヒスタミン，セロトニンなど

② **キニン**：ブラジキニン，カリジンなど

③ **アラキドン酸カスケード生成物**：プロスタグランジン，ロイコトリエンなど（→ Chapter 14　p.101 参照）

④ **炎症性サイトカイン**：IL-1，IL-6，TNF，IFN-γ

⑤ **炎症を抑制するサイトカイン**：IL-10，TGF-β

⑥その他：補体，リソソーム酵素など

・上記①～③をオータコイドとよぶ.

Ⅱ．免疫グロブリン（抗体）

1）免疫グロブリン（immunoglobulin）（抗体）の構造

・2 本の長い H 鎖と 2 本の短い L 鎖の合計 4 本のポリペプチド鎖から構成され，それぞれがジスルフィド結合（→ Chapter 2　p.9 参照）で安定化されている.

・抗原結合部分が 2 か所あることから，抗原と抗体が凝集し，貪食しやすくなる.

・Fab 部に抗原が結合し，Fc 部に細胞や補体が結合する.

2）免疫グロブリンの種類

（1）IgG

・血中で最も多量に存在し（約 80％），免疫不全症，感染症，腫瘍，自己免疫疾患などに関与する.

・胎盤を通過できるので，新生児や乳児の感染防御に関与する.

（2）IgA

2 個のサブユニットからなる分泌型として唾液，涙液，鼻汁，気道粘液，消化管分泌液，乳汁などに高濃度に存在し，粘膜面での局所免疫の中心となる.

（3）IgM

・5 個のサブユニットから構成された分子量約 90 万の巨大分子である.

・感染微生物に対して初期抗体として作用する.

(4) IgE

マスト細胞（肥満細胞）や好塩基球の表面に存在し，Ⅰ型（即時型）アレルギーに関与する．

(5) IgD

抗体産生細胞の分化誘導に関与する．

CHECK! 免疫グロブリン（抗体）の構造　よくでる

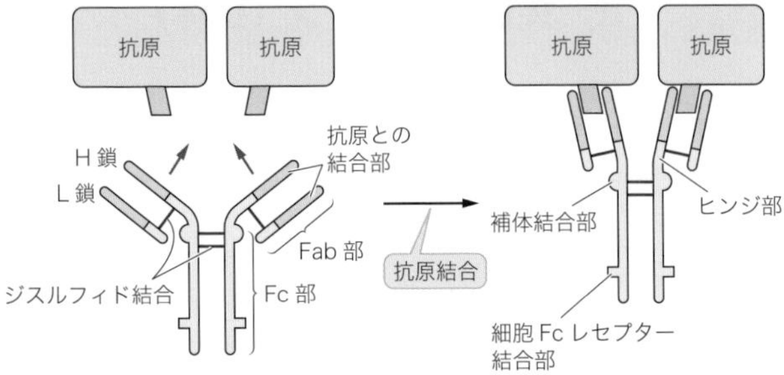

Ⅲ．補体（complement）

・抗体の作用を補助し，生体に侵入した微生物を排除する．
・肝臓で合成され，血清中と細胞膜上で約 30 種以上の因子により構成される．

A 補体の活性化による免疫作用

1）好中球走化作用

好中球を局所へよび寄せる走化因子として作用する．

2）オプソニン化

活性化された補体第 3 成分（C3b）が，貪食される側の細胞表面に発現し，マクロファージや好中球の細胞膜表面にある C3b 受容体に結合し，貪食作用を活性化する．抗体（IgG）によってもオプソニン化は促進される．

3）細胞融解

活性化された補体成分が凝集して管のような構造となり，細胞膜に穴を開ける．そこからイオンなどが流入し，細胞が融解する．

4）血管透過性の亢進

血管を拡張させることにより，局所の血流を増加させ，発赤・腫脹・熱感などの炎症を引き起こし，生体防御作用を増強させる．

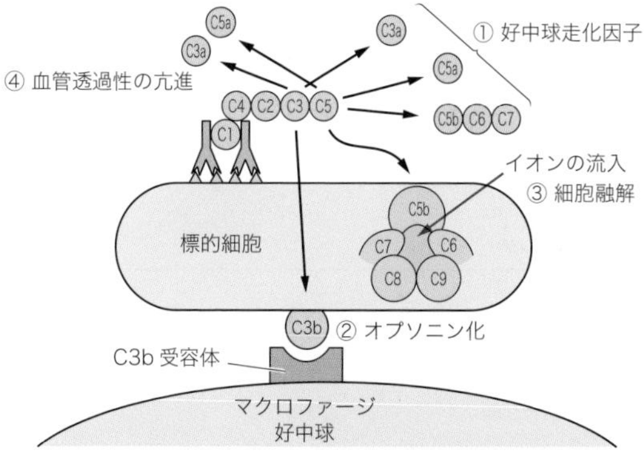

Ⅳ．自然免疫と獲得免疫

A 自然免疫

・病原体や異常な細胞を，受容体を介していち早く感知し，それを排除する仕組みである．

・生体防御の最前線であり，樹状細胞，マクロファージ，好中球，ナチュラルキラー細胞（NK 細胞）が担当する．

・リポ多糖（LPS）を認識する TLR 4（Toll-like receptor 4）を介する情報伝達（→ Chapter 14　p.100 参照）および補体の活性化は自然免疫の作用である．

B 獲得免疫

・感染した病原体を特異的に見分け，それを記憶することで，次に同じ病原体が侵入した際に効果的に病原体を排除する抗原特異的な作用である．

・応答までにかかる時間は長く（数日），リンパ球（T 細胞，B 細胞）が担当し，脊椎動物だけが有する機構である．

CHECK! 自然免疫と獲得免疫の作用の違い　よくでる

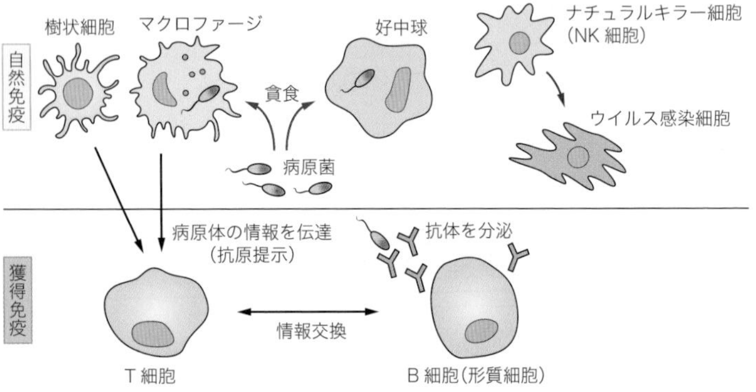

C がん免疫

・がん細胞（腫瘍細胞）に発現している変異抗原を樹状細胞が取り込み，がん抗原を細胞表面に提示する．

・細胞傷害性 T 細胞が活性化し，がん細胞がアポトーシスにより死滅する．

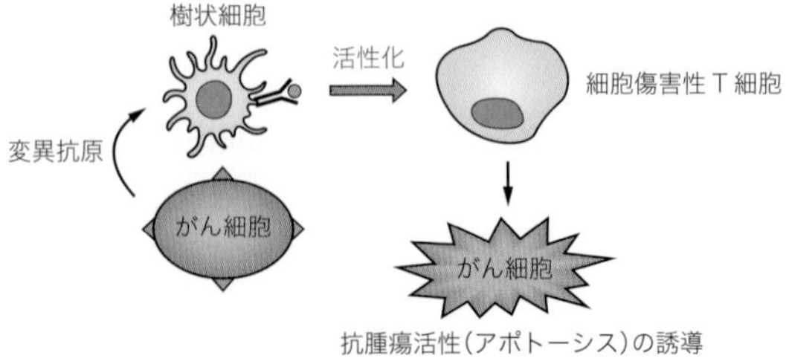

・一方，活性化T細胞の表面に発現するPD-1受容体が，がん細胞に発現するPD-L1リガンドに結合すると，がん細胞はT細胞からの認識を逃れて生存するため，免疫抑制（免疫チェックポイント経路）が惹起される．

・PD-1/PD-L1経路を阻害するPD-1中和抗体（ニボルマブ）は，免疫抑制解除を担い，悪性黒色腫の治療薬として応用されている．

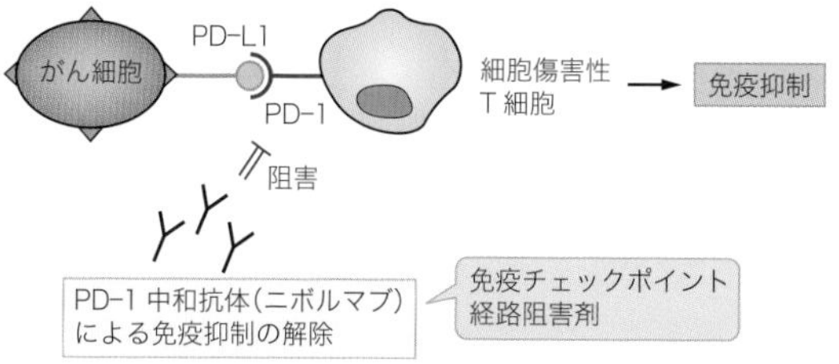

V．粘膜免疫と免疫寛容

A 粘膜免疫とM細胞

・口腔，消化管，上下気道などの粘膜は，外界と接する表面積が広く，感染を起こしやすいため，病原微生物に対する高い防御機構（粘膜免疫）をもつ．

・パイエル板（小腸においてリンパ小節が集合した組織）を覆う上皮細胞層には，抗原取り込みを専門的に行うM細胞が存在する．

・M細胞はパイエル板の抗原提示細胞（マクロファージや樹状細胞）に抗原（異物）を受け渡し，免疫反応を進行させる．

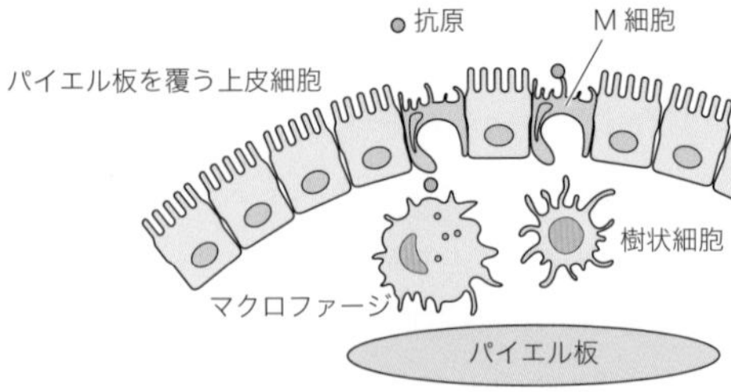

B 免疫寛容

粘膜免疫系では病原微生物のみを認識し，食物や常在細菌は異物として認識しない．生命維持に必要な物質や細菌は，非自己物質であるからといってすぐに排除することがないような特殊な仕組みのことを免疫寛容とよぶ．

Ⅵ．免疫異常疾患

A Ⅰ型（即時型）アレルギー

・抗原が体内に入ると，抗体（IgE）を介してヒスタミンやセロトニンなどが過剰に産生され，Ⅰ型（即時型）アレルギー（喘息，アトピー，花粉症など）が発症する．

・急激な血圧低下によりアナフィラキシーショックが起こる場合がある．

B 遅延型アレルギー

・抗原が体内に入り，T細胞に作用し各種サイトカインの産生を誘導，マクロファージを活性化することにより発症する．

・食物や化粧品などが抗原として作用し，T細胞における反応に時間がかかるので半日から数日経過してから発症する．

・症状としては，アトピー性皮膚炎，喘息，頭痛，疲労感など多岐にわたる．

CHECK!　Ⅰ型（即時型）アレルギーと遅延型アレルギー

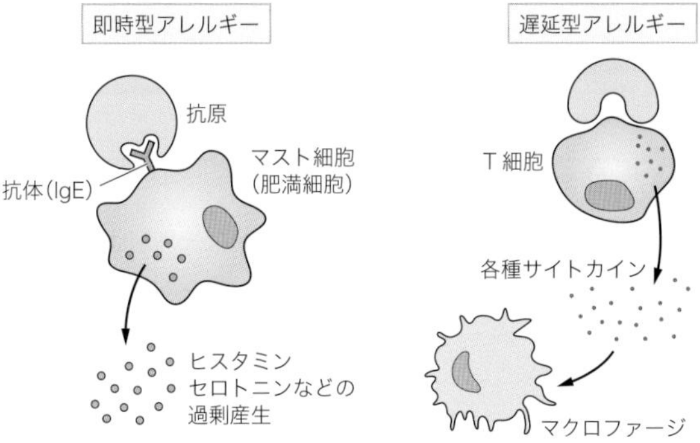

C 自己免疫疾患

正常な自分の細胞を非自己と誤認し，T 細胞や B 細胞が過剰攻撃することにより発症する．関節リウマチ，全身性エリテマトーデス，バセドウ氏病などがある．

D 後天性免疫不全症候群（AIDS）

レトロウイルスである HIV が，未熟ヘルパー T 細胞に発現する CD4 に結合する．さらに，補助受容体であるケモカイン受容体の CCR4 と CCR5 に信号が伝達されることにより，T 細胞の分化が阻害され，サイトカイン産生が阻止される．そのため，全身の免疫担当細胞の機能が低下し，極度の免疫不全状態となり，悪性腫瘍や日和見感染症に罹患する．

ケモカインとは，サイトカインの中で白血球の遊走を促進させるものである．

Chapter 16

生化学検査

Check Point

・血液を用いた生化学検査における各種検査項目を理解する.

・血液中のコレステロール，糖，含窒素成分，タンパク質，電解質，生体色素および炎症マーカーなどの検査を行う意義を理解する.

I．脂質代謝関連

A 総コレステロール

・コレステロールは，生体膜の構成成分であるほか，胆汁酸やステロイド系ホルモンの材料となる重要な物質である.

・総コレステロールとは，血液中に含まれるHDLコレステロールやLDLコレステロールなどを含めたすべてのコレステロール量のことである.

・総コレステロール値が低い場合は栄養不足を疑い，高い場合は高脂血症，動脈硬化，糖尿病，肥満が考えられる.

B トリグリセリド（中性脂肪，トリアシルグリセロール）

皮下脂肪の大部分を占める脂肪であり，低い場合は栄養不足を疑い，高い場合は高脂血症，動脈硬化，糖尿病，肥満が考えられる.

C HDLコレステロール（善玉コレステロール）

高比重リポタンパクであり，血管壁を含めた末梢組織に存在するコレステロールを回収して肝臓に運び，動脈硬化の予防に作用する.

D LDL コレステロール（悪玉コレステロール）

低比重リポタンパクであり，肝臓で生成されたコレステロールを各臓器に運ぶ作用を有する．余剰なコレステロールを血管内に放置し，動脈硬化を惹起する．

Ⅱ．糖代謝関連

A 空腹時血糖

血液中のグルコース（ブドウ糖）量を血糖値とよび，前日夕食後から絶食した朝一番の血糖値が空腹時血糖である．

B ブドウ糖負荷試験

前日夕食後から絶食した空腹状態でブドウ糖液を摂取し，経時的に採血し，血糖値を測定する．

C HbA1c

赤血球中のヘモグロビンのブドウ糖との結合の割合であり，糖尿病患者の血糖コントロールの目安となる．

Ⅲ．含窒素成分

A 尿素窒素

・主として肝臓において，生体にとって有毒であるアンモニアを尿素に転換する（尿素回路）．

・腎臓の糸球体における濾過機能が低下すると，血液中の尿素を尿中へ排泄させる機能が低下し，血液中の尿素窒素量が増加する．

B クレアチニン

・クレアチニンは，筋肉運動のエネルギー源となるアミノ酸であるクレアチンが腎臓において代謝された物質である.

・腎臓の糸球体における濾過機能が低下すると，血液中のクレアチニンを尿中へ排泄させる機能が低下し，血液中のクレアチニン窒素量が増加する.

C 尿酸　よくでる

・体内のDNAやATPを原料にしてプリン体が生成され，これらのプリン体から尿酸が生成される．食品由来のプリン体も尿酸の原料となる.

・体内の尿酸の生成量と腎臓における排泄量のバランスにより，血液中の尿酸値が高くなり，尿酸塩が関節に集積すると痛風発作が生じる.

D アンモニア

血中アンモニア濃度の測定により肝不全や劇症肝炎などの重症度を推測できる.

Ⅳ. タンパク質

A 総タンパク

・血液中に含まれる総タンパク質量であり，肝臓におけるアルブミン合成能力の低下により，総タンパクは減少する.

・腎臓機能の障害は，タンパク質の濾過不全を引き起こし，尿中にタンパク質が漏出し，血中総タンパクは低下する.

・脱水症による血液の濃縮によって総タンパクは高値を示す.

B アルブミン

・血清中に最も多く含まれるタンパク質（約65%）であり，脂質や薬剤と結合し，血液輸送タンパク質として機能する.

・肝機能障害や腎機能障害によって血中総タンパクは低下する.

C タンパク分画 (→ Chapter 4　p.29 参照)

・血漿：血液から赤血球などの細胞成分を除いたもの.

・血清：血漿から血液凝固成分を除いたもの.

・血液（血漿）中に含まれるタンパク質は5つの画分（アルブミンと4種類のグロブリン）に分けられ，それぞれの割合の増減により各種疾患を推定できる.

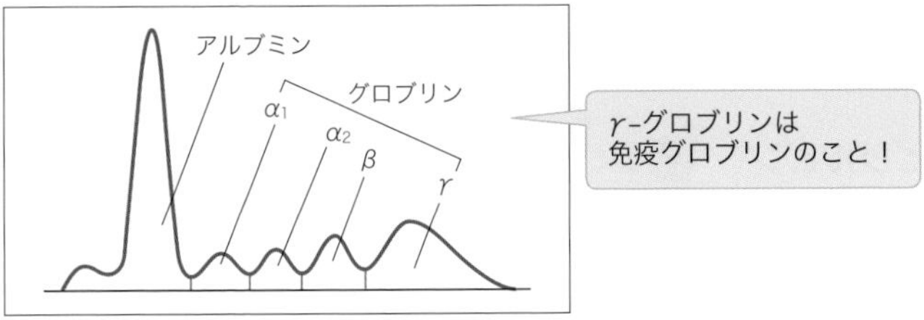

電気泳動により分離された血清タンパク画分を定量化（グラフ化）したもの

V. 電解質

A ナトリウム（Na）

・ナトリウムは体内水分量の調節および血圧の調節に重要な役割を果たしている.

・腎機能障害や心不全で低値を示し，脱水症で高値となる.

B カリウム（K）　よくでる

・カリウムは細胞内外の浸透圧の維持に関与し，ナトリウムイオンと拮抗して筋肉や神経の興奮性に重要な役割を果たしている.

・下痢や嘔吐により低カリウム血症となると脱力感や食欲不振を示す.一方，腎不全で高値を示す.

C カルシウム（Ca） よくでる

・血清カルシウム値は，血清カルシウム調節ホルモン（活性型ビタミンD，副甲状腺ホルモン，カルシトニン）によって 10 mg/dL 前後に厳格に調節されている．

・腎不全や副甲状腺機能低下症で低値を示し，がんの骨転移や副甲状腺機能亢進症により高カルシウム血症を呈する．

Ⅵ．生体色素

A 総ビリルビン よくでる

・ビリルビンは古くなった赤血球が破壊され生成される黄色の色素であり，血液を介して肝臓に運搬され，胆汁成分として分泌され，便や尿中に排泄される．

・肝臓機能障害やがんにより胆汁分泌の障害などにより，血液中のビリルビンは増加し，皮膚や目が黄色くなる黄疸症状が認められる．

・総ビリルビンが低い場合は高度の貧血が考えられる．

Ⅶ．炎症マーカー

A C 反応性タンパク（CRP）

・CRP は組織において炎症が起きた場合，24 時間以内に血液中に増加するタンパク質であるので，炎症の早期診断に有用である．

・炎症性疾患のほか，心筋梗塞やがんなどの組織壊死の場合も高値を示す．

CHECK! 血液を用いた各種生化学検査

検査項目		基準値	考えられる疾患	
			低値	高値
脂質代謝関連	総コレステロール	160〜220 mg/dL	栄養不足	高脂血症 動脈硬化 糖尿病 肥満
	トリグリセリド (中性脂肪，トリアシルグリセロール)	40〜150 mg/dL		
	HDL コレステロール (善玉コレステロール)	40〜60 mg/dL	動脈硬化	
	LDL コレステロール (悪玉コレステロール)	140 mg/dL 以下		動脈硬化
糖代謝関連	空腹時血糖	70〜110 mg/dL		糖尿病
	ブドウ糖負荷試験	140 mg/dL 未満		
	HbA1c	6.5%以下		
含窒素成分	尿素窒素	8〜20 mg/dL		腎炎 腎不全 腎臓がん
	クレアチニン	0.6〜1.0 mg/dL (男性) 0.5〜0.8 mg/dL (女性)		
	尿酸	3.5〜7.5 mg/dL (男性) 2.5〜6.0 mg/dL (女性)		痛風 腎炎
	アンモニア	30〜86 μg/dL		肝機能障害
タンパク	総タンパク	6.5〜8.2 g/dL	肝機能障害 腎炎 ネフローゼ症候群	脱水症
	アルブミン	3.9〜4.9 g/dL		
電解質	ナトリウム (Na)	135〜145 mEq/L	腎不全 ネフローゼ症候群 心不全	脱水症
	カリウム (K)	3.5〜5.0 mEq/L	下痢，嘔吐	腎不全
	カルシウム (Ca)	8〜12 mg/dL	腎不全 副甲状腺機能低下症	がんの骨転移 副甲状腺機能亢進症
生体色素	総ビリルビン	0.3〜1.2 mg/dL	貧血	肝機能障害 がん 黄疸症状
炎症マーカー	C 反応性タンパク (CRP)	0.2 mg/dL 以下		炎症 組織壊死

Chapter 17
栄養素の消化・吸収と生活習慣病

Check Point

・三大栄養素の消化に関わる各種酵素について説明できる.
・生活習慣病の種類とその発症機構について理解する.

Ⅰ. 三大栄養素の消化・吸収

A 糖質

・デンプンは主食（米・小麦・ジャガイモ・豆類など）に含まれ，グルコースからなる多糖類であり，炭水化物の主体である.
・デンプンは唾液中のアミラーゼによりデキストリン（多糖）やマルトース（麦芽糖）（二糖）に分解される.
・デキストリンは十二指腸から分泌される膵液中のアミラーゼによりマルトースに分解される.
・二糖類であるマルトース，スクロース（ショ糖），ラクトース（乳糖）は，それぞれ小腸上皮細胞から分泌されるマルターゼ，スクラーゼ，ラクターゼによって単糖（グルコース，フルクトース，ガラクトース）に分解される.
・単糖は毛細血管から吸収され肝臓に取り込まれる.

B タンパク質

・タンパク質は胃酸によってその三次構造が破壊される.
・胃液中のペプシンにより，ポリペプチドに分解される.
・ポリペプチドは膵液中のトリプシンにより短鎖のペプチドに分解される.

・ペプチドは小腸上皮細胞から分泌されるペプチダーゼによってアミノ酸に分解される.
・アミノ酸は毛細血管から吸収され肝臓に取り込まれる.

C 脂質（中性脂肪）

・中性脂肪は十二指腸において分泌される胆汁によって乳化される.
・胆汁は肝臓で生成され，胆嚢で濃縮・貯蔵され，胆管を経て十二指腸から分泌され，中性脂肪を乳化する.
・乳化した中性脂肪は，十二指腸から分泌される膵液中のリパーゼによりグリセロールと脂肪酸に分解される.
・グリセロールと脂肪酸はタンパク質と結合し，リンパ管から吸収され全身へ運ばれる.

CHECK! 三大栄養素の消化・吸収プロセス

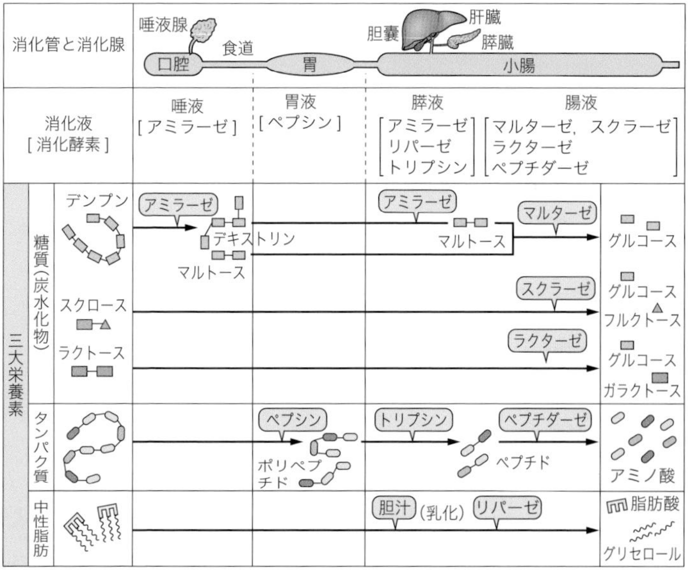

Ⅱ．生活習慣病

A 三大生活習慣病

がん，虚血性心疾患，脳血管疾患で日本人の死因の60％を占める．

B 虚血性心疾患

動脈硬化が原因で起こり，狭心症と心筋梗塞に分類される．

1）狭心症

冠動脈の内腔が狭くなり，心筋に十分な血流が流れなくなり，胸が締めつけられる症状を呈する．

2）心筋梗塞

冠動脈が閉塞し，心筋が壊死に陥り，心不全などの重篤な状態となる．

C 脳血管疾患

動脈硬化が原因で起こり，脳の血管が閉塞または破裂することにより起こり，脳梗塞と脳出血に分類される．

D 動脈硬化

・動脈が固くなり弾力性を失い，肥厚化し脆くなり，血管が破れやすくなる．臓器・組織が壊死し，心臓に負担がかかる．

・高血圧症，脂質異常症（高脂血症），糖尿病，喫煙などが原因となる．

E 糖尿病

1）1 型糖尿病

インスリン産生細胞である膵臓β細胞の破壊によって生じる．小児における発症が多い．

2）2 型糖尿病

肝臓や筋肉におけるインスリン抵抗性（インスリンの作用不全）により発症する．糖尿病の95％を占める（→ Chapter 1　p.6，Chapter 16　p.115 参照）．

・新しい治療薬として，インスリンの分泌を促進する消化管ホルモン（インクレチン）の作用を増強する GLP-1 受容体作動薬やインクレチンを分解する酵素（DPP-4）を阻害する DPP-4 阻害薬が注目されている．

F 脂質異常症（高脂血症）

血中のコレステロールや中性脂肪が増加する疾患であり，動脈硬化の原因となる（→ Chapter 16　p.114 参照）．

G 高血圧症

・過剰な塩分摂取，肥満，飲酒，喫煙，ストレスなどが原因となる．
・最高血圧 140 mmHg 以上または最低血圧 90 mmHg 以上で高血圧症と診断する．

H メタボリックシンドローム

内臓脂肪型肥満（ウエストサイズ増大型のリンゴ型肥満）によるウエスト周囲径の増大に加え，脂質異常，高血圧，高血糖の 3 つの危険因子が 2 つ以上該当するものをメタボリックシンドロームと判定する．

CHECK! メタボリックシンドロームの診断基準

内臓脂肪蓄積
ウエスト周囲径
男性：85cm 以上　　女性：90cm 以上

＋

以下のうちいずれか 2 項目に該当

脂質異常	高血圧	高血糖
中性脂肪 150mg/dL 以上 かつ / または HDL コレステロール 40mg/dL 未満	収縮期血圧 130mmHg 以上 かつ / または 拡張期血圧 85mmHg 以上	空腹時血糖値 110mg/dL

↓

メタボリックシンドローム

参考文献

1) 早川太郎, 須田立雄ほか編：口腔生化学. 第5版. 医歯薬出版, 東京, 2011.
2) 須田立雄, 早川太郎監修：口腔生化学. 第6版. 医歯薬出版, 東京, 2018.
3) 前野正夫, 磯川桂太郎：はじめの一歩の生化学・分子生物学. 第3版. 羊土社, 東京, 2016.
4) 金森孝雄：口腔生化学サイドリーダー. 第6版. 学建書院, 東京, 2016.
5) 大塚吉兵衛, 安孫子宜光：医歯薬系学生のためのビジュアル生化学・分子生物学. 改訂第3版. 日本医事新報社, 2008.
6) 松本歯科大学大学院硬組織研究グループ：硬組織研究ハンドブック. 松本歯科大学出版会, 松本, 2005.
7) 吉里勝利：スクエア 最新図説生物 neo. 五訂版. 第一学習社, 広島, 2017.
8) Prockop DJ and Guzman NA：Collagen diseases and biosynthesis of collagen. *Hosp Pract*, **12**：62, 1977.
9) Bhaskar SN：Orban's Oral histology and embryology. 8th ed. Mosby, St. Louis, 1976.
10) 深江　允：期待されるエムドゲイン－エナメル質タンパク研究のもとに作用機序と問題点を探る. 歯界展望, **94**：184～192, 1999.

索引

あ行

悪性腫瘍……43, 44, 113
悪性貧血……11
悪玉コレステロール……115, 119
アクチン……12, 16
アクチンフィラメント……12, 15, 16, 17
アグリカン……54, 77
アスコルビン酸……11, 50
アスパラギン酸……62, 63, 64
アスパラギン酸アミノトランスフェラーゼ……10
アスパルテーム……99
アスピリン……101
アセチル CoA……3, 6, 7, 70
アセチルコリン……93
アセト酢酸……7
アセトン……7
アセトン体……6
アセトン様臭気……7
アデニレートシクラーゼ……26, 68
アデニン……32
アトピー……112
アトピー性皮膚炎……101
アドヘレンス結合……17
アドレナリン……24, 26
アドレナリン受容体……24
アナフィラキシーショック……112
アニーリング……45
アパタイト……64, 81
アポトーシス……20
アポトーシス小体……20
アミノ基……8
アミノ酸……8, 10, 24, 121
——の基本構造……8
アミラーゼ……2, 10, 95, 120, 121
アミン……106
アミン系ホルモン……24, 26
アメロゲニン……58, 61, 64, 81, 86
アメロブラスチン……58, 61, 81
アラキドン酸……5, 101
アラキドン酸カスケード……101
アラキドン酸カスケード生成物……107
アラニンアミノトランスフェラーゼ……10
アリシン……50
アルカリホスファターゼ……10, 77, 78, 84
アルカリホスファターゼ活性……84
アルカリホスファターゼ説……82, 83, 84
アルコール性肝障害……10
アルドステロン……24
アルブミン……29, 116, 117, 118
アルブミン合成能力……116
アルポート症候群……43
アンジオテンシン……24
アンモニア……115, 116, 119
胃液……121
胃酸……120
遺伝子操作……45
遺伝性疾患……41
イノシトール 3-リン酸……26
飲作用……105
インスリン……24
インスリン産生細胞……122
インスリン抵抗性……122
インスリン様成長因子……19
インターフェロンγ……105
インターロイキン……19
インテグリン……17, 18, 57, 63, 87
インフルエンザウイルス……95
齲蝕……97, 99
齲蝕抵抗性……82
運搬体タンパク質……28
エイコサテトラエン酸……5
栄養不足……114, 119
エキソサイトーシス……14, 49, 50
液胞型プロトンポンプ……88
エストロゲン……24, 79
エナメライシン……58, 86
エナメリン……61, 64, 81
エナメル芽細胞……64, 85, 86
エナメル質……60, 81
——の石灰化……85
エナメル質形成不全症……64
エナメルタンパク質……81
NK 細胞……102, 105, 109
エネルギー代謝……11
エノラーゼ……82
エピタキシー説……83, 84
エラスチン……56
塩基……30
炎症……6, 118, 119
炎症性サイトカイン……100, 107
炎症性疾患……118
炎症マーカー……118, 119
エンタクチン……52
エンドサイトーシス……14, 15
黄体ホルモン……24
黄疸……118, 119
嘔吐……117, 119
横紋筋細胞……13
オータコイド……107
オートクリン……25

オートファジー……21
岡崎フラグメント……34
オキサロ酢酸……3, 4, 6
押し上げ説……82, 83, 84
オステオカルシン……59, 61, 70, 78, 83
オステオネクチン……59
オステオプロテゲリン……90
オステオポンチン……57, 59, 61, 64, 72, 78, 87
オプソニン化……108
オリゴ糖……53
オレイン酸……5

か行

カーボニックアンヒドラーゼII……88
壊血病……11
開口分泌……14, 15, 49, 50
開始コドン……38
解糖系……3, 6, 7, 82, 98
外胚葉性……56, 60
外胚葉性間葉……61, 65
外分泌……23
海綿骨……65, 75, 76
化学伝達物質……106
下顎頭軟骨……75, 76
架橋結合……50
核……13, 14, 16, 17, 84
角化……56
顎下腺……92, 95
顎下腺唾液……92
核形成説……83, 84
顎舌下腺唾液……92
獲得免疫……110
核内受容体……26
核膜……14
角膜……55
核膜孔……13
加水分解……58, 95
ガストリン……24
カスパーゼ……20
脚気……11
活性化相……91
活性型ビタミンD……24, 67, 70, 72, 78, 118
滑面小胞体……13, 14
カテプシンK……58, 89
果糖……1, 2
カドヘリン……17
花粉症……112
過飽和……84, 93
ガラクトース……1, 2, 50, 120, 121
ガラクトシルトランスフェラーゼ……50
ガラス体……55
カリウム……117, 119
カリジン……107
顆粒球……102
カルシウム……59, 82, 83, 118, 119
——の再吸収……69
カルシウムイオン……12, 13, 26, 93, 94
カルシウム吸収……70, 72
カルシトニン……24, 67, 68, 79, 89, 118
——の作用……68
カルシトニン受容体……88
カルボキシル基……8
がん……43, 44, 118, 122
——の骨転移……118, 119
がん遺伝子……44
肝機能障害……116, 119
がん原遺伝子……44
幹細胞……21
がん細胞……33, 110
間質コラゲナーゼ……58
肝障害……10
緩衝作用……93
関節液……53, 55
関節軟骨……53
関節リウマチ……113
肝臓……120, 121
肝臓機能障害……118
含窒素成分……115, 119
肝不全……116
がん免疫……110
間葉系細胞……75
間葉組織……75
がん抑制遺伝子……19, 44
飢餓……6
気管支喘息……101
ギ酸……99
基質小胞……84, 85
基質小胞説……84
キシリトール……99
偽足……16
喫煙……122
基底膜……17, 54
基底膜コラーゲン……52
キナーゼ……19, 26, 62
キニン……107
キネシン……16
逆転相……91
ギャップ結合……17
キャリア……42
休止骨芽細胞……78, 91
吸収上皮……56
吸収相……91
強酸性タンパク質……63
凝集作用……95
狭心症……122
胸腺……104
頬腺……92
虚血性心疾患……122
巨赤芽球性貧血……11
キラーT細胞……105, 106
筋細胞……73

筋疾患……10
筋小胞体……13
菌体外多糖……2, 97
グアニン……32
空腹時血糖……115, 119
クエン酸回路……3
クラインフェルター症候群…41
グリコーゲン……1, 2, 95
グリコサミノグリカン
……53, 54, 55
——の分解……58
グリコシド結合……1
グリシン……51
グリセロール……5, 6, 121
グリセロール 3-リン酸……6
グリセロリン脂質……101
グルカゴン……24
グルコース……1, 2,
50, 95, 97, 115, 120, 121
グルコース生成……4
グルココルチコイド……101
グルコシルトランスフェラーゼ……2, 50, 97, 98, 99
グルタミン酸……62, 63, 64
グルタミン酸オキサロ酢酸トランスフェラーゼ……10
グルタミン酸ピルビン酸トランスフェラーゼ……10
くる病……11
クレアチニン……115, 119
クレアチン……115
クロマチン……20
クロマチン線維……32
形質細胞……105, 106
形質発現細胞……73
形成相……91
劇症肝炎……116
血液凝固因子……29, 55
血液凝固障害……11
血管側細胞膜……87, 88
血管透過性……109
血管壁……56
血行障害……11
結合組織……65
——の分解……57
血漿……29, 117
血漿タンパク質……29
血小板由来成長因子……19
血清……29, 117
血清アルブミン……6
血清カルシウム……66, 118
血清カルシウム代謝調節器官…67
血清カルシウム調節ホルモン…118
血清カルシウム濃度
……66, 67, 68, 69, 72
——の恒常性……66
血清カルシウム濃度上昇作用
……72
血清タンパク質……59
血中リン濃度……69
血糖値……115
——の維持……4
血友病 A……42
血友病 B……42
解毒……10
ケトン体……6, 7
ケミカルメディエーター
……103, 106
ケモカイン……113
ケラタン硫酸……54, 55
ケラチン……16, 56
下痢……117, 119
腱……48
健康保因者……42
コアタンパク質……53, 54
抗アレルギー作用……101
抗齲蝕作用……82
好塩基球……102, 108
口蓋腺……92
口角炎……11
高カルシウム血症……118
抗カンジダ作用……94
抗菌作用……94
口腔乾燥症……93
高血圧症……43, 122, 123
抗血液凝固作用……55
抗原……108, 112
抗原提示細胞…103, 105, 111
抗原提示作用……103
抗原特異的……110
抗原ペプチド……105
抗酸化作用……11
好酸球……103
高脂血症
……43, 114, 119, 122, 123
高脂血症治療薬……7
抗腫瘍作用……105
甲状腺……67
甲状腺刺激ホルモン……24
甲状腺ホルモン……67
抗真菌作用……94
口唇腺……92
酵素……9
酵素活性測定……10
抗体……107, 112
抗体産生細胞……105
好中球……102, 109
好中球走化作用……108
後天性免疫不全症候群……113
口内炎……11
高プロリンタンパク質…92, 95
五炭糖……1, 2, 30
骨芽細胞……54, 61, 62, 69, 70,
73, 74, 78, 79, 84, 89, 90
——の特徴……78
——の役割……78
骨芽細胞前駆細胞……78
骨幹……76
骨基質……74, 79, 87
骨基質タンパク質…11, 78, 83

骨吸収……58, 66, 68, 70, 87, 88, 89, 90
骨 Gla タンパク質……61
骨形成……66, 69, 70, 72, 78, 79
骨形成不全……10
骨形成不全症……48
骨細胞……62, 73, 74, 78, 79
骨シアロタンパク質……59, 62, 64, 78
骨疾患……10
骨腫瘍……10
骨髄……105
骨髄系共通前駆細胞……102
骨折……10
骨組織……87
骨粗鬆症……76, 90
骨粗鬆症治療薬……79
骨軟化症……11
骨盤……75
骨誘導因子……79
骨リモデリング……91
骨リモデリングサイクル……91
コラーゲン……11, 47, 57, 83
——の変性……51
コラーゲン分子……50
コラゲナーゼ 3……58
コリンエステラーゼ……10
コリンエステル類……10
ゴルジ体……14
コルチゾール……24
コレステロール……6, 7, 114, 124
コンドロイチン 4-硫酸……55
コンドロイチン 6-硫酸……55
コンドロイチン硫酸……54, 55

さ行

サーム……79
細菌性コラゲナーゼ……58
サイクリック AMP……26, 68
サイクリン……19
細隙結合……17
再石灰化……94, 96
サイトカイン……25, 112
細胞外マトリックス……17, 57
細胞間情報伝達……25
細胞間情報伝達機構……23
細胞死……20
細胞シート……19
細胞質基質……14
細胞質内受容体……26
細胞質分裂……18
細胞周期……18
細胞傷害性 T 細胞……105, 106, 110
細胞小器官……13
細胞接着……17
細胞接着性タンパク質……57, 64, 87
細胞の老化……33
細胞膜……18, 26
細胞融解……109
サイロキシン……24, 26, 67
サイロキシン受容体……24
酢酸……99
鎖骨……75, 76
鎖骨頭蓋骨異形成症……74
サプレッサー T 細胞……105
酸性タンパク質……62, 63, 64
三大栄養素……120, 121
三大生活習慣病……122
三本鎖ヘリックス……49, 50
三本鎖ヘリックス構造……50, 51
シアル酸……62, 63, 95
シースリン……61, 81
シェーグレン症候群……93
耳下腺……92, 95
耳下腺炎……10
耳下腺唾液……92
耳下腺乳頭……93
軸索突起……25
自己分泌……25
自己免疫疾患……113
歯根膜……65
視細胞……11
四肢骨……75
脂質……4, 121
脂質異常症……122, 123
脂質代謝……114, 119
脂質二重層……26
歯周組織……65
歯周病増悪因子……99
視床下部ホルモン……25
自食……21
シスタチン……96
システイン……9
システインプロテアーゼ……96
ジスルフィド結合……9, 50, 94, 95, 107
歯石……93
自然免疫……109
歯槽骨……65
シトシン……32
シナプス型分泌……25
歯肉……65
歯肉炎……11
脂肪細胞……73
脂肪酸……4, 6, 7, 121
終止コドン……38
収縮タンパク質……12
重症筋ジストロフィー……42
十二指腸……67, 121
樹状細胞……102, 103, 105, 109, 110
酒石酸抵抗性酸ホスファターゼ……87
受動輸送……27, 28
腫瘍壊死因子……20
潤滑作用……95
消炎作用……101
消化液……121

消化酵素……121
硝子軟骨……75, 76
鞘状骨……75
脂溶性ビタミン……11, 72
脂溶性リガンド……26, 27
常染色体異常……41
常染色体顕性遺伝性疾患……41
常染色体潜性遺伝性疾患……42
常染色体優性遺伝性疾患……41
常染色体劣性遺伝性疾患……42
小唾液腺……92, 95
小腸上皮……16
上皮……56, 65
上皮細胞……17
上皮細胞成長因子……19
上皮小体ホルモン……69
上皮成長因子……96
上皮組織……56
小胞体……13, 14
情報伝達機構……26
小胞輸送……16
初期抗体……108
ショ糖……1, 2, 97, 98, 120
腎炎……119
真核細胞……37
腎機能障害……116
心筋梗塞……10, 118, 122
神経成長因子……19
神経伝達物質……25, 26
神経内分泌……25
ジンジパイン……99
腎臓……67, 69
腎臓がん……119
腎臓近位尿細管上皮……16
靭帯……56
心不全……117, 119, 122
腎不全……117, 118, 119
心房性ナトリウム利尿ペプチド……24
膵液……121
水酸化酵素……50
水酸化反応……72
膵臓疾患……10
水素結合……31
水素元素……8
水溶性グルカン……2, 97
水溶性ビタミン……11
水溶性リガンド……26, 27
スクラーゼ……2, 120, 121
スクレロスチン中和抗体……79
スクロース……1, 2, 97, 98, 120, 121
スタチン……7
スタテリン……96
ステアリン酸……4
ステロイド系ホルモン……6, 13, 24, 26, 27, 72, 114
ステロイド骨格……24
生化学検査……114, 119
制限酵素……45
静止相……91
静止軟骨細胞……77
成熟エナメル質……64, 81
成熟骨芽細胞……78
成熟破骨細胞……89
性染色体異常……41
生体色素……118, 119
生体防御……110
成長因子……19
成長障害……11
成長ホルモン……24
セカンドメッセンジャー……26
舌炎……11
石灰化……58, 60, 75, 76, 77, 82, 84
石灰化阻害物質……82
舌下小丘……93
舌下腺……92, 95
赤血球……13
舌腺……92
接着性タンパク質……57, 62
接着帯……17
接着斑……16, 17
接着分子……17
セメント芽細胞……62, 65
セメント質……48, 61, 65
ゼラチナーゼ……52
ゼラチン……51, 52
ゼラチン化……52
セリン……62, 63
セリンプロテアーゼ……58, 86
セルロース……2
セロトニン……103, 106, 112
線維芽細胞……54
線維芽細胞成長因子……19
線維形成コラーゲン……48, 49, 51
前骨芽細胞……78
染色体……18, 32, 33
染色体異常……41
全身性エリテマトーデス……113
喘息……101, 112
全唾液……92
選択的スプライシング……38
善玉コレステロール……114, 119
セントラルドグマ……36, 37
象牙芽細胞……61, 62, 63, 84
象牙質……48, 60, 61
——の石灰化……85
象牙質形成不全症……48, 63
象牙質シアロタンパク質……61
象牙質シアロリンタンパク質……63
象牙質マトリックスタンパク質 1……59, 62, 64
象牙質リンタンパク質……61, 63, 64
造血幹細胞……102
造血作用……11
総コレステロール……114, 119
創傷治癒作用……96

増殖軟骨細胞……77
総タンパク……117, 119
相同染色体……33
総ビリルビン……118, 119
側鎖……8
即時型アレルギー……103, 108, 112, 113
組織壊死……119
咀嚼粘膜上皮……56
粗面小胞体……13, 14
ソルビトール……99

た行

ターナー症候群……41
体細胞……33
耐酸性……82
大泉門……74
大唾液腺……92
大動脈……56
タイト結合……17
ダイニン……16
胎盤……107
代用甘味料……99
多因子遺伝性疾患……43
ダウン症候群……41
唾液……92, 121
——の有機成分……96
唾液腺……92
唾液ペルオキシダーゼ……94, 95
多核巨細胞……87
脱灰……92
脱核……13
脱水症……116, 117, 119
脱分化……22
脱リン酸反応……62
多糖類……1, 2, 120
多能性造血幹細胞……102
単位胞……80
胆管異常……10
短鎖コラーゲン……48
炭酸–重炭酸緩衝系……93
炭酸脱水酵素II型……88
胆汁……121
胆汁酸……6, 114
単純拡散……27, 28
炭水化物……121
単糖……120
単糖類……1, 2
胆嚢……121
タンパク質……8, 61, 116, 120, 121
——のリン酸化……62
タンパク質分解酵素……52
タンパク分画……117
遅延型アレルギー……112, 113
チオシアン酸イオン……94, 95
チミン……32
チャネルタンパク質……28
中間径フィラメント……15, 16, 17
中性脂肪……5, 10, 114, 119, 121, 123
チューブリン……16
蝶形骨間軟骨結合……75, 76
チロキシン……24
チロシン……24
椎骨……75
痛風……43, 119
痛風発作……116
低カリウム血症……117
低カルシウム血症……72
ディフェンシン……95
低ホスファターゼ症……10
低リン血症性くる病……43
デオキシリボース……1, 2, 30
デキストラン……2
デキストリン……120, 121
デコリン……54
テストステロン……24
デスモゾーム……16, 17
デノスマブ……79
テロメア……33
テロメラーゼ……33
電解質……117, 119
電子伝達系……3, 6, 15
転写……36, 37
デンプン……1, 2, 95, 120, 121
糖……10
糖アルコール……99
頭蓋骨……75, 76
糖脂質……5
糖質……1, 120, 121
糖新生……6
糖新生系……4
糖代謝……115, 119
糖尿病……6, 43, 93, 114, 115, 119, 122
動脈硬化……114, 119, 122
ドライマウス……93
トランスフェリン……29
トランスフォーミング成長因子……19
トランスポーター……28
トリアシルグリセロール……5, 10, 114, 119
トリカルボン酸回路……3
トリグリセリド……114, 119
トリプシン……120, 121
トレオニン……62
トロポニンC……12
貪食……14, 20, 102, 105, 109

な行

ナイアシン……11
内臓脂肪型肥満……123
内毒素……100
内分泌……23
内分泌細胞……23
ナチュラルキラー細胞……102, 105, 109
ナトリウム……117, 119

軟骨……48, 53, 54, 55, 60, 76
——の組成……59
軟骨基質……77
軟骨形成不全症……48
軟骨細胞……73, 76, 79, 84
——の特徴……78
軟骨内骨化……74, 75
軟骨無発生症……48
ニコチン酸……11
二重結合……4
二重らせん構造……31, 32
二重らせんモデル……32
二糖類……1, 2, 95
乳化……121
乳酸……4, 98
乳酸脱水素酵素……10, 98
乳糖……1, 2, 120
尿酸……116, 119
尿酸塩……116
尿素……115
尿素回路……115
尿素窒素……115, 119
二量体……94
ヌクレオソーム……32
ヌクレオチド……30, 31, 34
ネガティブフィードバック機構……72
ネクローシス……20, 21
熱変性……52
ネフローゼ症候群……119
粘膜保護作用……95
粘膜免疫……111
脳血管疾患……122
脳梗塞……122
脳出血……122
脳性ナトリウム利尿ペプチド……24
能動輸送……28
濃度勾配……27, 28
ノルアドレナリン……24, 93

は行

パールカン……52, 54
パイエル板……111
バイオフィルム……97
配偶子……42
胚性幹細胞……21
麦芽糖……1, 2, 120
破骨細胞……58, 67, 68, 69, 70, 72, 75, 79, 87, 88, 89, 90
破骨細胞前駆細胞……89
破骨細胞分化因子……69, 70, 89, 91, 100
破骨細胞分化因子受容体……88
波状縁……87, 88, 89
バセドウ氏病……113
バソプレシン……24
歯の早期脱落……10
歯の組成……60
パラクリン……25
パルミチン酸……4
伴性顕性遺伝性疾患……43
伴性潜性遺伝性疾患……42
伴性優性遺伝性疾患……43
伴性劣性遺伝性疾患……42
半接着斑……16, 17, 18
ハンチントン病……41
ヒアルロン酸……54, 55
非齲蝕性甘味料……99
皮下脂肪……5
非自己……113
皮質骨……65, 76
微絨毛……16
微小管……15, 16
ヒスタチン……94
ヒスタミン……103, 106, 112
ヒストン……32
ビスホスホネート……79
肥大軟骨細胞……77
ビタミン……11
ビタミンA……11
ビタミンB_1……11
ビタミンB_2……11
ビタミンB_{12}……11
ビタミンC……11, 50
ビタミンD……11, 69
ビタミンD_3……70
ビタミンE……11
ビタミンK……11, 62
ビタミン欠乏症……11
必須アミノ酸……8
必須脂肪酸……5
ヒドロキシアパタイト……59, 80, 81, 83, 84, 88, 93
ヒドロキシアリシン……50
ヒドロキシプロリン……51
ヒドロキシ・メチルグルタリル CoA……7
ヒドロキシリシン……51
ヒドロキシリシン残基……49, 50
ビトロネクチン……57, 64
ビトロネクチン受容体……87
非必須アミノ酸……8
皮膚……48
ヒポチオシアン酸イオン……95
肥満……114, 119
肥満細胞……55, 102, 103, 108
ビメンチン……16
病原体……110
病原微生物……112
日和見感染症……113
ビリルビン……118
ピルビン酸……3, 4
ピルビン酸ギ酸リアーゼ……99
ピロホスファターゼ……82
ピロリン酸……82
貧血……11, 118, 119
ファゴソーム……104
ファゴリソソーム……104, 105
フィブリノーゲン……29

フィブロネクチン……57, 64
フェニルケトン尿症……42
副甲状腺……68, 69, 72
副甲状腺機能亢進症……118
副甲状腺機能低下症…118, 119
副甲状腺ホルモン……24, 67, 68, 69, 70, 78, 79, 118
副腎皮質細胞……13
副腎皮質刺激ホルモン……24
フッ素……82
フッ素イオン……94
ブドウ糖……1, 2, 115
ブドウ糖負荷試験……115, 119
負のフィードバック機構……19
不飽和脂肪酸……5
不溶性グルカン……2, 97
プラーク……82, 98
プライマー……34
プライマーゼ……34
ブラジキニン……107
プリン体……118
フルオロアパタイト……82
フルクタン……2
フルクトース……1, 2, 97, 98, 120, 121
フルクトシルトランスフェラーゼ……2, 97, 98
プロα鎖……49, 50
プロゲストロン……24
プロコラーゲン……49
プロコラーゲン分子……49, 50
プロスタグランジン……6, 101, 107
プロスタグランジン E_2……100
プロテアーゼ……50
プロテインキナーゼ……62
プロテオグリカン……53, 59, 65, 77
プロトロンビン……11, 61
プロトン……88
プロビタミン D……70
プロリル 3- ヒドロキシラーゼ…50
プロリル 4- ヒドロキシラーゼ…50
プロリン……11, 51
プロリン残基……50
分泌型免疫グロブリン……94
分泌上皮……56
分泌小胞……14
分泌腺細胞……23
分裂間期……18
分裂期……18
ヘキスロン酸……53
ヘキソサミン……53
ヘパラン硫酸……54
ヘパラン硫酸プロテオグリカン……52
ヘパリン……55
ペプシン……120, 121
ペプチダーゼ……121
ペプチド……120, 121
ペプチドグリカン……94
ペプチド系ホルモン……24, 26
ペプチド結合……8
ペプチド性甘味料……99
ペプチドホルモン……67, 69
ヘミデスモゾーム…16, 17, 18
ヘモグロビン……115
ペラグラ……11
ペリオスチン……65
ペリクル……96
ヘルパー T 細胞……105, 106
鞭毛……16
紡錘糸……16, 18
傍分泌……25
傍濾胞細胞……67
飽和脂肪酸……4
補酵素……11
保護上皮……56
ホスファターゼ……62
ホスホジエステル結合……31
ホスホセリン……63
ホスホホリン……61, 63, 64, 83
ホスホリパーゼ A_2……101
ホスホリパーゼ C……26
補体……108, 109
骨……48, 55, 60, 67, 69
——の改造……91
——の石灰化……82
——の組成……59
ポリペプチド……9, 120, 121
ポリペプチド鎖……107
ポリメラーゼ連鎖反応法……45
ホルモン……23, 25
——の種類……24
翻訳……36, 38

ま行

膜性小器官……84
膜内骨化……74, 75
——のみで形成される骨…76
マクロファージ…20, 100, 102, 103, 104, 109, 110, 112
マクロファージ活性化……105
マクロファージ刺激因子……89
マクロファージ刺激因子受容体……88
マスト細胞…55, 102, 103, 108
マトリックス金属プロテアーゼ……57, 58, 100
マトリックスグラタンパク質……61, 70
マルターゼ……2, 120, 121
マルチトール……99
マルトース……1, 2, 10, 95, 120, 121
ミオシン……12
ミオシンフィラメント……12
未熟ヘルパー T 細胞……113
密着結合……17
ミトコンドリア……14, 15

未分化間葉系細胞……73, 76, 78
無汗型外胚葉異形成症……42
ムコ多糖異常症……58
ムタン……2, 97
ムチン……92, 95
明帯……87
メタボリックシンドローム……123
メチオニン……38
メバロン酸……7
免疫異常疾患……112
免疫寛容……112
免疫機能……106
免疫グロブリン……94, 107
免疫受容体……106
免疫不全……113
免疫抑制……111
毛細血管……120, 121

や行

山中３因子……22
夜盲症……11
有機リン酸エステル……82
輸送タンパク質……27
ユビキチン-プロテアソーム系……21
溶血性貧血……10
葉酸……11
幼若エナメル質……64, 81

ら行

ラギング鎖……34
ラクターゼ……2, 120, 121
ラクトース……1, 2, 120, 121
ラクトフェリン……94
ラミニン……52, 57, 64
ランダムコイル……51, 52
卵胞ホルモン……24
リーディング鎖……34
リシルオキシダーゼ……50
リシルヒドロキシラーゼ……50
リシン……11
リシン残基……50
リソソーム……14, 104
リソソーム系……21
リソソーム酵素……58
リゾチーム……94
リノール酸……5
リノレン酸……5
リパーゼ……5, 6, 10, 121
リプログラミング……22
リボース……1, 2, 30
リボソーム……13, 14
リポ多糖……100, 109
リポタンパク質……29
リモデリング……91
臨界 pH……93
リン酸……10, 30, 31, 69, 82, 83, 84
リン酸イオン……93, 94
リン酸化……19, 26
リン酸化タンパク質……62
リン酸緩衝系……93
リン酸再吸収の抑制……69
リン脂質……5
リンパ管……121
リンパ球……102, 110
リンパ球系共通前駆細胞……102, 104
類骨……75
レックリングハウゼン病……41
レトロウイルス……36
ロイコトリエン……101, 107
六炭糖……1, 2
六方晶……80
ロドプシン……11
ロモソズマブ……79

数字

1α-水酸化酵素……70
1α-水酸化反応……72
1 型糖尿病……122
2 型糖尿病……122
3-ヒドロキシ酪酸……7
5-リポキシゲナーゼ……101
7-デヒドロコレステロール……70
20 アミノ酸……38
25-ヒドロキシビタミン D_3……70
25-水酸化酵素……70
Ⅰ型アレルギー……103, 108, 112, 113
Ⅰ型コラーゲン……48, 59, 61, 65, 72, 78, 85
Ⅱ型コラーゲン……48, 59, 77
Ⅲ型コラーゲン……48
Ⅳ型コラーゲン……52
Ⅴ型コラーゲン……48
Ⅹ型コラーゲン……48, 59

ギリシャ文字

β細胞……122
β酸化……7
γ-GTP……10
γ-カルボキシグルタミン酸……11, 61, 62
γグルタミルトランスペプチダーゼ……10
γ-グロブリン……29, 117

欧文

ABO 式血液型……95
AIDS……113
ALP……10
Alport 症候群……43
ALT……10
ANP……24
AST……10
ATP……3, 6, 15, 88
BGP……61
BMP……78, 107
BMP-2……19
BNP……24

B 細胞……105, 110, 113
cAMP……68
CD4……113
CRP……118
C 細胞……67
C 反応性タンパク……118, 119
DMP-1……62, 63
DNA……15, 18, 30
——の修復……36
——の増幅……45
——の二重らせん構造……31, 32
——の複製……34, 35
DNA ヌクレアーゼ……36
DNA ヘリカーゼ……34
DNA ポリメラーゼ……34, 36
DNA ポリメラーゼ活性……34
DNA リガーゼ……36
Down 症候群……41
EGF……19, 96
Ehlers-Danlos 症候群……48
ES 細胞……21
Fab 部……108
Fas……20
Fc 部……108
FGF……19
FGF2……19
G_0 期……18
G_1 期……18
G_2 期……18
GOT……10
GPT……10
HbA1c……115, 119
HDL コレステロール……114, 119
HIV……113
HMG-CoA……7
Huntington 病……41
H 鎖……107
IgA……107
IgD……108
IgE……108
IGF……19
IgG……107
IgM……107
IL……19, 107
iPS 細胞……22
J 鎖……94
Klinefelter 症候群……41
LDH……10
LDL コレステロール……114, 115, 119
LPS……100, 109
L 鎖……107
M-CSF……88, 89
MHC クラスⅠ分子……106
MHC クラスⅡ分子……105
MMP……58
MMP-1……58
MMP-13……58
MMP-20……58, 86
M 期……18
M 細胞……111
NADH……3
NGF……19
N-アセチルノイラミン酸……62
OPG……90
p53 タンパク質……19
PCR 法……45
PD-1 受容体……111
PDGF……19
PGE_2……100
PD-L1……111
Porphyromonas gingivalis……99
PTH……24, 68, 69, 70, 78, 79
RANK……88, 89
RANKL……69, 70, 88, 89, 91, 100, 107
RANKL 受容体……89
RANKL 中和抗体……79
RGD 配列……18, 57, 62, 63, 64, 87
RNA……30
RNA スプライシング……38
Runx2……73, 74, 78
Runx2 遺伝子欠損マウス……74
S-S 結合……9, 49, 50
SERM……79
Streptococcus mutans……97
S 期……18
TCA 回路……3, 4, 6
TGF-β……19, 107
TLR4……109
TNF……20, 107
TRAP……87
Turner 症候群……41
T 細胞……103, 104, 105, 110, 112, 113
——の活性化……103
von Recklinghausen 病……41
X 型コラーゲン……77, 78
X 連鎖顕性遺伝性疾患……43
X 連鎖潜性遺伝性疾患……42
X 連鎖優性遺伝性疾患……43
X 連鎖劣性遺伝性疾患……42

【著者略歴】

宇《う》田《だ》川《がわ》 信《のぶ》 之《ゆき》

1963 年　千葉県に生まれる
1987 年　松本歯科大学卒業
1992 年　昭和大学大学院歯学研究科修了
1996 年　昭和大学歯学部講師
2001 年　松本歯科大学歯学部教授
2018 年　松本歯科大学歯学部長，現在に至る

歯科国試パーフェクトマスター
口腔生化学　第 2 版　ISBN978-4-263-45880-8

2017 年 11 月 10 日　第 1 版第 1 刷発行
2021 年 5 月 10 日　第 1 版第 3 刷発行
2022 年 8 月 25 日　第 2 版第 1 刷発行

著　者　宇 田 川 信 之
発行者　白　石　泰　夫

発行所　**医歯薬出版株式会社**

〒113-8612　東京都文京区本駒込 1－7－10
TEL.（03）5395－7638（編集）・7630（販売）
FAX.（03）5395－7639（編集）・7633（販売）
https://www.ishiyaku.co.jp/
郵便振替番号 00190－5－13816

乱丁，落丁の際はお取り替えいたします　印刷・あづま堂印刷／製本・愛千製本所